# CANCER

# SANS CENSURE

AF854774

SARAH ÉLIZABETH BARIL

# CANCER
## SANS CENSURE

UN REGARD BRUT SUR LA RÉALITÉ
DE LA MALADIE

Tous droits réservés © 2025 – Sarah Élizabeth Baril

Ce livre est auto-édité via Amazon Kindle Direct Publishing. Aucune partie de ce livre ne peut être copiée, reproduite, stockée ou diffusée sous quelque forme que ce soit sans l'autorisation écrite de l'auteure, à l'exception de courtes citations à des fins de critique ou de chronique.

*Design de la couverture et mise en page par Sarah Élizabeth Baril.*

Ce livre est un témoignage personnel. Il a été écrit en plein cœur de la maladie, à travers les traitements, les doutes, les douleurs et les espoirs. Il ne constitue en aucun cas un avis médical ni une recommandation de traitement.

Les expériences et réflexions partagées ici sont propres à l'auteure et ne doivent pas être interprétées comme des conseils professionnels. Chaque parcours est unique.

Si vous faites face à un diagnostic, veuillez consulter un professionnel de la santé qualifié pour prendre des décisions éclairées, adaptées à votre situation.

ISBN : 978-2-9823460-7-9

Dépôt légal — Bibliothèque et Archives nationales du Québec, 2025

*À toutes les personnes que le cancer a touchées.*

*À celles qui l'ont traversé.*

*À celles qui le vivent encore.*

*Et à celles qui sont parties trop tôt...*

*Ce livre est pour vous.*

# TABLE DES MATIÈRES

*Ce livre est ce que j'aurais voulu*
*lire quand tout s'est écroulé.*
*Ma santé. Mon corps. Ma tête.*
*Ma vie.*

# PRÉFACE

On parle beaucoup du cancer du sein, mais on n'en dit presque rien. On l'enrubanne de rose. On le recouvre de slogans positifs, de marches caritatives, d'images souriantes de survivantes qui lèvent le poing en signe de victoire.

On tente de l'adoucir, de le rendre plus acceptable, plus vendable.

Mais le cancer, dans sa réalité crue, ne se vit pas dans la lumière.

Il ne se vit pas dans un ruban.

Le cancer se vit dans les silences. Dans les soupirs étouffés. Dans la solitude des longues nuits où la peur empêche de dormir.

Il se vit dans un corps qui trahit, dans la douleur, dans l'épuisement, dans la chair qu'on brûle et qu'on coupe.

Il se vit dans la perte de soi, dans le miroir qu'on évite, dans les sourires forcés pour rassurer les enfants.

Il se vit dans le regard des autres, dans leurs maladresses, et même dans leurs absences parfois.

Les diagnostics pleuvent partout sur la planète. De plus en plus tôt. De plus en plus vite.

Malgré les avancées technologiques, malgré la recherche, malgré les milliards investis, on n'a toujours pas de solution miracle. Le cancer continue d'arracher des morceaux de vie à ceux qu'il touche.

Et derrière lui, il y a une réalité invisible : la détresse psychologique, le choc existentiel, les chirurgies mutilantes, la chute financière, la gestion familiale, l'épuisement, le chaos émotionnel.

Il y a aussi la peur de mourir. De quitter ce monde trop jeune. Trop tôt. Dans trop de souffrances. En abandonnant ceux qu'on aime.

Et ce mot-là, mort, on n'ose presque jamais le prononcer.

On montre souvent les cheveux qui tombent, les nausées, la fatigue... mais c'est une image partielle. Une version polie.

Ce que le cancer touche réellement, c'est tout. L'identité. Les projets. Le corps. L'âme. L'amour. La sécurité. La confiance.

Ce livre, je l'ai écrit au milieu du chaos. Entre deux traitements. Entre deux doutes. Entre deux pertes.

Je l'ai écrit pour survivre. Pour comprendre. Pour déposer quelque part ce que je vivais et que je ne trouvais nulle part ailleurs.

C'est un journal. Un témoignage brut. Le livre de bord d'une tempête intérieure.

Tu y trouveras mes hauts, mes bas, mes contradictions, mes lueurs et mes abîmes.

C'est ce que j'ai vécu, et ce que tant d'autres vivent encore, sans toujours pouvoir le nommer.

J'ai mis ces mots sur papier pour toutes les personnes qui traversent cette épreuve.

Qui cherchent un reflet vrai.

Qui veulent comprendre, étape après étape.

Pour celles et ceux qui accompagnent.

Et pour moi, d'abord.

Pour ne pas oublier.

Pour laisser une trace.

Ce n'est pas un livre parfait, ni un guide.

C'est un cri.

Une traversée.

Et peut-être, un miroir.

Merci d'être là.

Bienvenue dans l'univers du cancer, sans censure.

*Cher journal...*

# 5 DÉCEMBRE 2019

Ce matin, tout paraît normal.

Ma fille est partie à l'école comme d'habitude. Mon petit garçon de trois ans rit dans le salon avec son père. Leur joie résonne dans la maison.

C'est doux. C'est simple.

Mais derrière la porte de ma chambre, je retiens mon souffle.

Quelque chose en moi sait.

Je me répète que ce n'est rien. Que ce n'est pas aujourd'hui que tout va basculer. Et pourtant...

Ce rendez-vous-là n'a rien d'un rendez-vous ordinaire.

J'ai beau essayer de me distraire et de penser à autre chose, tout me ramène à cette boule au ventre. Celle qui chuchote, sans relâche, que les nouvelles pourraient tout changer.

Quand la santé bascule, notre esprit part dans mille directions, imagine le pire, cherche des issues, se perd.

C'est mon cas. Je suis malade.

Le temps semble suspendu. La matinée traîne, comme si l'horloge refusait d'avancer. Puis, enfin, l'heure du dîner arrive. Je mange quelques bouchées à peine, sans appétit, puis j'enfile mon manteau et monte en voiture.

Premier arrêt : chez les parents de Benoît, mon conjoint. Ils ont proposé de garder notre fils pour qu'on puisse aller à l'hôpital à deux, sans avoir à gérer un petit garçon surexcité qui court partout. C'est une aide précieuse.

Mon petit Charlo est ravi. Il adore aller chez ses grands-parents. Pour lui, c'est "l'hôtel", comme il dit fièrement. Aujourd'hui, il a même le privilège d'appuyer sur le bouton de l'ascenseur sans se battre avec sa sœur.

Il court dans le long corridor jusqu'à la porte de l'appartement, tout heureux. À l'intérieur, c'est l'accueil habituel : sourires, chaleur, câlins. Je le serre fort contre moi avant de le laisser.

Un peu plus fort que d'habitude. Juste au cas...

Sur notre départ, mes beaux-parents me rassurent encore une fois. « Les résultats vont être beaux Sarah », me répètent-ils.

Tout le monde me dit ça depuis des semaines. Peut-être qu'ils ont raison. Peut-être que je m'inquiète pour rien.

On prend la route vers Montréal, la ville où j'ai grandi. Je regarde les gros flocons tomber et couvrir le sol d'un voile blanc. L'hiver a cette capacité étrange de figer le monde. Il y a quelque chose de presque apaisant dans le silence qu'il installe. Ça me permet de m'échapper un peu, de mettre mon esprit ailleurs.

J'ai juste envie que cette histoire se termine. Que tout redevienne simple. J'aimerais m'inquiéter du souper que je dois cuisiner, des jouets qui traînent, des devoirs oubliés. Mais depuis des mois, la seule chose qui occupe mes pensées, c'est cette bosse.

Cette foutue bosse dans mon sein.

Une heure plus tard, on arrive à l'Hôpital Sacré-Cœur. Le stationnement est plein à craquer. On finit par trouver une place, au fond du terrain. On marche vers l'entrée.

Les portes automatiques s'ouvrent, et tout de suite, je sens cette ambiance lourde qui pèse dans les hôpitaux. Ce mélange d'odeur aseptisée, de silence tendu et d'énergies suspendues.

Je déteste les hôpitaux.

Je me rends à la salle d'attente de la Clinique du sein, cet endroit où des dizaines de femmes ont appris qu'elles avaient un cancer. Heureusement, moi je ne suis pas dans cette situation-là.

Je ne suis pas là pour un cancer.

Si c'était le cas, ça aurait été beaucoup plus vite.

Depuis le début, on me parle de kystes, de fibroadénomes, de masses bénignes. Des termes que je ne connaissais même pas il y a quelques mois.

Il y a un mot qui me fait un peu plus peur : tumeur Phyllode. Je l'ai découvert en cherchant, en lisant, en me perdant sur Google. La tumeur Phyllode est une masse qui peut grossir vite, déformer le sein. C'est exactement ce que j'ai.

Ça a commencé comme un petit pois. Aujourd'hui, on la voit à travers la peau, comme une grosse roche. Ce n'est pas juste inconfortable. C'est douloureux, étrange, immobile, effrayant. Heureusement, dans plus de 95 % des cas, la tumeur Phyllode est bénigne. Mais il y a ce petit 5 % qui me hante. Ce pourcentage minuscule, mais bien réel. Il est là, comme un spectre silencieux.

L'hypothèse d'une tumeur phyllode ne m'a jamais été présentée. C'est moi qui préfère envisager le pire, plutôt que de tomber en choc si jamais c'était le cas. Je me suis préparée mentalement à une chirurgie. Je n'en ai pas envie, surtout avec deux jeunes enfants à la maison. Mais s'il faut passer par là, je le ferai. Il faut que cette masse quitte mon corps.

Je ne peux pas dire que le mot cancer ne m'a pas effleurée l'esprit. Il m'a même traversée plusieurs fois. Mais j'essaie de rester logique.

- J'ai 32 ans.
- Je ne fume pas.
- Je ne bois pas.
- Je mange végétalien, bio, depuis deux ans.
- Pas d'antécédents familiaux.
- Un IMC parfait.

D'ailleurs, parlant d'IMC, j'ai récemment perdu du poids sans rien faire. Moi qui ai toujours eu du mal à maigrir, ça fond tout seul. C'est probablement mon mode de vie, mon alimentation saine.

Je m'installe dans la salle d'attente.

Une jeune femme, dans la trentaine tout au plus, vient s'asseoir en face de moi. Elle semble perdue. Ses gestes sont nerveux. Elle croise les jambes, balance anxieusement son pied. Nos regards se croisent. Elle baisse les yeux timidement.

J'aimerais lui dire que tout ira bien. J'aimerais lui tendre la main. Mais je ne suis pas sûre de mes propres mots.

Un peu plus loin, une dame est assise avec sa fille. Elle tient son sac à main serré sur ses genoux. Elle me sourit doucement. On se salue d'un petit signe de tête. J'écoute leur conversation malgré moi. On entend tout dans cette petite pièce. La dame a une tumeur. Le diagnostic est presque certain. Elle attend juste la confirmation officielle. Et malgré tout, elle garde un calme impressionnant. Elle console sa fille, qui semble particulièrement inquiète.

Je l'observe. Je me demande ce que ça fait de recevoir ce mot. Ce verdict. Cancer.

Je n'ai jamais connu quelqu'un de proche qui a vécu ça. Dans ma famille, il y a seulement quelques cas lointains, du côté paternel. Un oncle, une grande-tante. Mais je ne les vois presque jamais. Ce monde-là, celui du cancer, m'est étranger. Et pourtant, me voilà dans cette salle.

Je me sens comme une intruse ici. Comme si je n'étais pas directement concernée, mais pas tout à fait à l'extérieur du danger non plus.

Ça fait des mois que cette histoire traîne. Des rendez-vous qui s'enchaînent, des tests en tous genres, des spécialistes qui se renvoient le dossier, des semaines d'attente entre chaque étape.

Et toujours cette même réponse : « On ne sait pas encore. »

Rien de clair. Rien de rassurant. Juste ce flou médical qui pèse et qui use. Cette attente interminable d'un système saturé qui ne fournit plus.

Je pensais que cette bosse allait disparaître par magie. Qu'elle allait se résorber toute seule, comme un mauvais rêve qui s'efface au réveil. Qu'on allait me dire : « Ce n'était rien finalement. »

Mais non.

Trois mois plus tard, je suis encore ici, dans cette salle d'attente, avec cette masse immense dans le sein, et ce serrement dans la poitrine.

Toujours là, à attendre.

Toujours là, à espérer.

*Entre le doute et l'espoir,*
*l'attente devient un combat*
*silencieux que personne ne voit.*

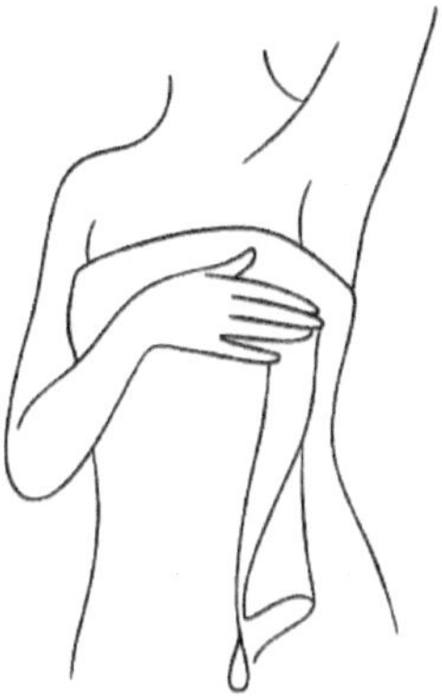

*Chapitre 1*

# LA DÉCOUVERTE

L'histoire de cette bosse a commencé le 19 septembre. Je sortais de la douche, une journée comme une autre, quand j'ai ressenti une vive douleur au sein droit en me séchant.

Un pincement aigu, inattendu.

J'ai posé la main sur ma poitrine, juste pour vérifier. Juste pour me rassurer. Et c'est là que je l'ai sentie : une masse, bien réelle, à mi-chemin entre mon sein et mon aisselle.

Sur le coup, j'ai figé. J'ai à peine osé la toucher. Quelques secondes tout au plus, puis je me suis éloignée. J'ai mis ça sur le compte d'un petit choc, d'une tension musculaire.

Déni automatique.

C’est fou comme le cerveau est rapide à rationaliser ce qu’il ne veut pas affronter.

J’ai continué ma journée comme si de rien n’était. J’ai voulu croire que ce serait disparu le lendemain. Un petit bobo de passage. Rien d’inquiétant.

Mais le soir venu, tout a basculé.

J’étais couchée dans le lit, mon conjoint a glissé son bras autour de mon corps et s’est appuyé pile sur la zone sensible. J’ai eu un sursaut. Le pincement était revenu, plus net, plus tranchant.

Il s’est redressé légèrement et m’a lancé un regard à la fois confus et inquiet. Il venait de sentir la bosse, lui aussi. Et il avait compris que je le savais déjà.

Sans que je dise un mot, il a posé la question à voix basse :

— « C’est possible que tu aies une bosse sur ton sein ? »

Le déni a fondu. En une seconde, la peur a pris toute la place. Et, bien sûr, ma tête s’est emballée.

Le mot "cancer" a traversé ma poitrine comme un courant électrique.

C’est la première chose à laquelle j’ai pensé. Parce que c’est toujours ce mot-là qui attend au coin du doute, même si on ne veut pas l’admettre.

Bosse au sein = cancer.

J’avais vu passer des campagnes de sensibilisation, des publicités de fondations, des produits à ruban rose dans les pharmacies. J’ai moi-même déjà acheté un bracelet, un crayon ou un sac réutilisable pour encourager la cause.

Je connaissais le message : “Palpez vos seins régulièrement.” Mais, comme la majorité des femmes dans la trentaine, je n’avais jamais réellement développé cette habitude. J’avais toujours cru que je commencerais à y penser autour de la cinquantaine. Quand les risques augmentent. Quand on se sent “rendu là”.

Quelques minutes plus tard, encore bouleversée, je me suis levée et je suis allée dans la salle de bain. Cette fois, j’ai palpé plus attentivement.

Ce que je sentais semblait avoir la taille d’une petite olive.

Je n’arrivais pas à comprendre comment une bosse aussi évidente au touché avait pu m’échapper. Avec ma petite poitrine, le moindre changement est pourtant facile à percevoir.

La masse roulait sous mes doigts comme une bille. Elle était dure, sensible, bien définie. Presque parfaitement ovale.

Et là, mon cerveau est parti en vrille :

« Et si c’était un cancer ? Non... c’est impossible. Pourquoi moi ? Je suis trop jeune. Est-ce que je peux mourir d’un cancer du sein ? Il me semble que ça se traite bien, non ? On l’enlève et c’est fini ? Est-ce que je vais perdre un sein ? Mes petits seins que j’ai appris à aimer. Est-ce que c’est juste un ganglion ? Je vais aller voir sur internet. »

Comme beaucoup de gens, j’ai fait ce qu’il ne faut pas faire : j’ai googlé mes symptômes. Étonnamment, cette fois, ça m’a un peu rassurée.

Aucun des signes classiques du cancer du sein.

Pas de peau d'orange.

Pas de changement au mamelon.

Pas de liquide.

Juste une bosse.

Selon mes recherches, c'était probablement un kyste. Bénin. Inoffensif. Comme la majorité des bosses.

Le lendemain, j'ai tout de même appelé mon médecin de famille. Rien ne pressait, mais je voulais une confirmation.

Premier rendez-vous disponible : dans 11 jours.

Onze jours à vivre avec une boule dans le corps, et une autre dans la gorge.

Pendant ce laps de temps, la fameuse petite olive est devenue une balle de ping-pong.

Elle grossissait rapidement. Trop rapidement.

Et moi, je sombrais lentement dans l'obsession.

J'y pensais sans arrêt, jour et nuit.

J'essayais de rester rationnelle, de me rappeler ce que j'avais lu et de me dire que tout allait bien. Mais, pendant que cette masse grossissait dans mon sein, une autre pensée s'est imposée :

Et si ce n'était pas un hasard ? Et si c'était le dernier symptôme d'un engrenage qui avait commencé bien avant ?

Parce que la vérité, c'est que mon corps me criait depuis des mois que quelque chose n'allait pas.

Tout a commencé à déraper autour du mois de février 2019. Une fatigue anormale, des palpitations, des démangeaisons, des étourdissements, des nausées. Des symptômes vagues qu'on attribue facilement au stress. Mais quelque chose en moi savait que ce n'était pas "juste ça".

Après quelques examens, on m'a diagnostiqué une thyroïdite, un dérèglement de la glande thyroïde. Ça expliquait mes symptômes. On m'a dit qu'on reverrait ça dans quelques mois.

Mais, entre-temps, les choses ont dégénéré.

J'ai commencé à faire des réactions étranges à des aliments que je consommais depuis toujours. Pas des allergies graves avec choc anaphylactique, mais assez pour m'inquiéter. J'avais des rougeurs soudaines, la gorge qui serre, des bouffées de chaleur, un mal de tête brutal. Mon corps s'enflammait sans logique. Je notais tout ce que je mangeais, j'essayais de trouver des liens... mais rien ne faisait de sens. J'étais en constante réaction.

Puis, un jour, ça a été un vrai choc.

Un anti-inflammatoire, prescrit pour une simple migraine, a déclenché une réaction allergique sévère.

Direction hôpital.

Diagnostic flou, encore une fois.

Nombreuses visites à l'urgence les semaines suivantes.

Puis, orientation en immunologie.

Des tests. D'autres tests. Des résultats. Tous négatifs.

Aucune cause claire.

On m'a parlé de maladies auto-immunes. Puis plus rien.

Je suis repartie chez moi avec un auto-injecteur d'épinéphrine, trop d'antihistaminiques, et le sentiment d'être larguée par le système.

Les semaines suivantes, tout a empiré drastiquement. Même sans médicament. Même sans aliment suspect.

Des plaques d'urticaire apparaissaient sans prévenir, mais s'accompagnaient maintenant d'œdème au visage, au cou. Mes yeux et mes lèvres enflaient sans raison, comme si j'étais soudainement allergique à la vie.

Je vivais dans une vigilance constante, dans un état d'hyperanalyse de mon propre corps.

Je passais mes journées à chercher. Je lisais tout ce que je pouvais sur les maladies rares, les cas "bizarres", les forums de santé, les témoignages. J'essayais de rester debout. Mais je m'épuisais.

Le plus dur, c'était le vide médical. L'absence de réponses. J'avais l'impression d'être seule avec mes symptômes, prise dans une zone grise que personne ne voulait vraiment explorer.

Le problème avec notre système de santé au Québec, c'est que personne ne prend le temps de regarder la santé dans sa globalité. On se fait souvent garrocher d'un spécialiste à l'autre, selon la problématique. Les outils sont archaïques, les dossiers incomplets, les données éparpillées. À chaque rendez-vous, je devais recommencer mon histoire du début, raconter encore et encore la liste des symptômes et espérer un résultat. Et chaque fois, je retrouvais le même regard en face de moi. Celui qui ne comprend pas vraiment. Celui qui pense que j'exagère. Celui qui ne voit qu'un problème, jamais l'ensemble.

Quand on a devant soi une personne qui voit sa santé se détériorer de façon dramatique depuis plus d'un an, comment peut-on encore penser qu'il n'y a pas un problème plus profond ? Comment peut-on se contenter de traiter les symptômes un par un, sans jamais se demander s'il n'y aurait pas une cause métabolique, inflammatoire ou hormonale bien plus grave à l'origine de tout ça ?

Puis il y a cette vision tenace... celle de la femme anxieuse. Combien d'entre nous l'ont vécue ? À force d'être épuisées, hypersensibles à nos symptômes, insistantes dans nos démarches, on finit parfois par nous coller cette étiquette. Celle de la patiente un peu trop émotive. Celle qui exagère sûrement.

On nous écoute moins. On nous croit à moitié. On nous prescrit parfois un anxiolytique au lieu de pousser les examens plus loin.

J'en étais rendue là : à prendre quatre antihistaminiques par jour et espérer survivre à chaque repas, sans qu'on cherche pour autant la cause réelle de ces réactions soudaines.

Je me réfugiais dans des groupes Facebook, là où d'autres vivaient des choses similaires, comme le syndrome d'activation mastocytaire. C'était le seul endroit où je trouvais des témoignages qui résonnaient avec ce que je traversais. Le seul endroit où je me sentais un peu moins folle.

L'été est arrivé. Et avec lui, l'effondrement.

En août, j'étais au bout du rouleau. Je me sentais faible, floue, éteinte. Je dormais, mais je n'étais jamais reposée. Je disais à mon conjoint que j'allais mourir si ça continuait. Que quelque chose m'échappait. Que je me perdais dans mon propre corps.

Alors j'ai tenté autre chose.

Une amie m'a parlé d'un naturopathe qui l'avait beaucoup aidée. J'ai pris rendez-vous. Et là, pour la première fois depuis longtemps, je me suis sentie entendue. Vue. Crue.

Il m'a écoutée. Il a pris ma situation au sérieux. Il ne m'a pas regardée comme si j'étais folle. On a fait un bilan de ma santé globale, de mon alimentation, de mon passé, de mon présent. Il m'a aussi parlé de mononucléose. D'un possible virus d'Epstein-Barr.

Je suis allé faire un test sanguin dans une clinique privée. Résultat : positif pour la mononucléose.

Il m'a proposé d'essayer un protocole alimentaire appelé AIP — Autoimmune Protocol. Un régime strict, conçu pour réduire l'inflammation, éliminer les allergènes, et apaiser le système immunitaire. J'ai aussi coupé les aliments riches en histamine. Et peu à peu, j'ai recommencé à respirer. Je pouvais soudainement manger à nouveau.

C'est dans ce très bref moment d'espoir que la bosse est apparue.

J'ai vu mon médecin de famille le 1er octobre, dans son bureau de l'ouest de Montréal. Il a observé mon sein, palpé la masse, et son verdict est tombé sans aucune hésitation :

« C'est probablement un kyste. »

La masse était mobile, bien définie, sans adhérence particulière. Rien d'inquiétant à première vue. Il a écouté rapidement mes inquiétudes face à ma santé qui dégénérait depuis un an, mais ça ne semblait pas l'inquiéter. Il m'a même lancé une phrase qui m'a beaucoup rassurée sur le moment :

– « Un cancer, ça ne grossit pas aussi vite que ça. »

Je suis sortie du cabinet soulagée, presque confiante. Il m'a remis une requête pour une échographie, question de valider le tout. Ça confirmait tout ce que j'avais lu en ligne : pas de peau d'orange, pas de mamelon inversé, pas de symptômes typiques. Pas d'antécédent dans la famille. Et la masse bougeait bien sous la peau, donc probablement un kyste.

Je pensais que l'échographie se ferait rapidement. Je n'avais encore aucune idée de la réalité des délais du système de santé public au Québec.

J'ai transmis la requête à l'hôpital. Quelques jours plus tard, on m'a appelée :

« Bonjour madame Baril. Il y a des délais de plusieurs semaines pour une échographie mammaire non urgente. »

Une semaine a passé.

La masse avait encore grossi. Elle devenait douloureuse. Mon sein était rouge, chaud, enflammé.

Mon esprit s'acharnait à rester rationnel : "Le médecin a dit que c'était bénin. Tu vas recevoir un appel sous peu. Sois patiente. " Mais mon corps, lui, hurlait. Je n'arrivais plus à me raisonner. Attendre devenait insupportable. J'ai décidé d'aller à l'urgence. Je savais qu'il y avait un petit département d'imagerie dans ma région. Peut-être que, sur place, ils pourraient me faire passer plus vite.

Après plusieurs heures à patienter, un médecin et une interne sont finalement entrés dans mon cubicule. J'ai retiré mon chandail. Ils ont examiné la zone à tour de rôle. Le médecin m'a dit qu'il n'y avait pas lieu de s'inquiéter, selon ce qu'il voyait. Que je devais simplement patienter. Il m'a remis une nouvelle requête que je pouvais envoyer à un deuxième hôpital, si je voulais tenter ma chance ailleurs.

Une autre semaine a passé. Puis une autre. Et une autre encore... Mes proches s'inquiétaient. La masse était franchement horrible. À ce moment-là, j'ai décidé d'écouter cette petite voix en moi. Celle qui disait : "Non. Tu ne peux pas attendre plus longtemps. Tu sais qu'il y a quelque chose." On a beau ne pas être médecin, il y a un instinct viscéral qui nous parle. Et le mien hurlait que cette masse n'avait pas sa place dans mon corps. Je me suis donc mise à chercher du côté des cliniques privées. Je m'attendais à des prix fous, mais à ma grande surprise, un centre semi-privé offrait des services remboursés par la RAMQ. La secrétaire m'a fixé un rendez-vous rapidement. C'est là que tout s'est enclenché.

La vraie tempête médicale.

*Il arrive qu'on pense toucher le fond, sans savoir que l'histoire n'en est qu'à ses premiers chapitres.*

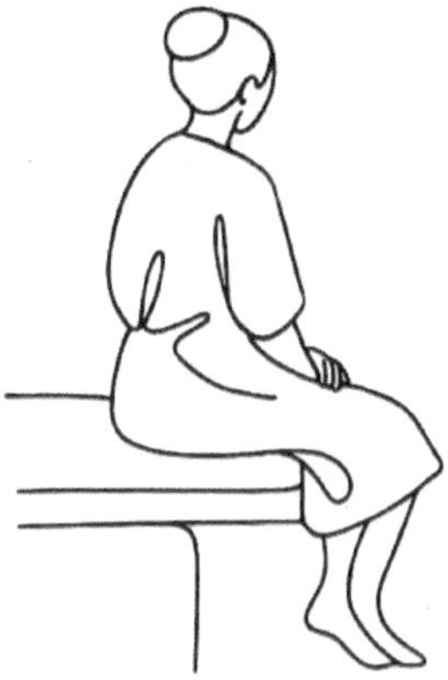

*Chapitre 2*

# L'INVESTIGATION

Je me suis présentée à mon rendez-vous pour l'échographie le vendredi 18 octobre, un mois après la découverte de la bosse.

À l'heure exacte prévue, on a appelé mon nom. J'ai suivi la technicienne jusqu'à une petite salle d'examen, presque identique à celles où j'avais passé mes échographies de grossesse quand j'attendais mes enfants. L'endroit m'était familier, rassurant d'une certaine façon.

Pas de file. Pas de retard. On m'a accueillie avec le sourire.

J'avais décidé d'y aller seule. Je savais que je ne recevrais aucun résultat sur place. On me l'avait précisé au téléphone.

Une fois dans la salle, la technicienne m'a demandé de retirer mon haut et de m'allonger sur le dos. Elle a appliqué un gel tiède sur ma poitrine, puis a glissé doucement l'appareil sur la zone ciblée. Elle balayait la masse avec délicatesse, prenant des clichés sous différents angles.

À un moment, je l'ai vue s'attarder sur une zone en particulier. Elle a mesuré quelque chose. J'ai tenté discrètement de lire l'écran. J'ai vu : 2,5 cm.

J'ai deviné que c'était l'une des dimensions de la masse. J'aurais juré qu'elle était plus grosse au toucher. Pour moi, elle avait facilement trois ou quatre centimètres. Mais les machines voient ce que les doigts exagèrent parfois, j'imagine.

L'examen a duré à peine quelques minutes. Elle m'a tendu une serviette blanche pour essuyer le gel, puis j'ai remis mes vêtements. Avant que je parte, elle m'a expliqué qu'on pourrait me téléphoner dans les prochains jours pour une mammographie.

Sur le coup, ça m'a un peu surprise. Mais elle m'a aussitôt rassurée : c'est fréquent, m'a-t-elle dit. Parfois, l'échographie ne permet pas de bien voir. C'est juste une étape complémentaire.

Rien d'alarmant.

Pas de panique.

Je suis retournée chez moi. Et à peine avais-je franchi le seuil... que le téléphone a sonné.

Une bouffée d'angoisse m'a traversée d'un coup.

J'ai décroché.

« Bonjour madame Baril. Le médecin aimerait fixer rapidement un rendez-vous pour une mammographie. Nous sommes fermés ce weekend, mais nous pouvons vous voir lundi matin. »

Aussitôt le téléphone raccroché, l'angoisse est montée d'un cran. J'ai tenté de me répéter les mots rassurants de la technicienne : c'est fréquent. Ce n'est pas forcément grave.

Mais il faut croire que le cerveau ne fonctionne pas comme ça. Pas quand le mot "rapidement" résonne dans la phrase.

## LA MAMMOGRAPHIE

Après un weekend de doutes, je suis retournée à la clinique le lundi 21 octobre pour la mammographie. On m'a demandé d'enfiler une jaquette et de patienter dans une petite salle juste à côté du local d'examen.

Nous étions deux femmes dans la salle. Silencieuses. Prises dans nos pensées.

Quelques minutes plus tard, on a appelé mon nom.

La technicienne m'a expliqué calmement le déroulement. Elle m'a dit que l'examen ne durerait que quelques minutes, et que ça s'apparentait à une radiographie.

Debout devant cette immense machine blanche, jaquette entrouverte, seins nus face à une parfaite inconnue, j'ai pris une grande respiration. L'examen commençait.

Devant moi : deux grandes plaques transparentes, superposées à l'horizontale. Une photocopieuse géante pour le corps.

J'ai déposé mon sein droit sur la plaque inférieure. La technicienne a ajusté l'appareil à ma hauteur, puis a tenté de positionner le plus de tissu possible sur la surface. Doucement, elle a abaissé la plaque supérieure, qui est venue comprimer mon sein jusqu'à ce qu'il soit plat... comme une crêpe. Une pression étrange, un peu désagréable, mais supportable.

Après quelques clichés, elle a repositionné la machine pour photographier l'aisselle, plus précisément les ganglions axillaires. Puis elle a répété le même processus pour le sein gauche.

L'examen ne m'a pas fait mal, mais c'était franchement inconfortable. Je n'ose même pas imaginer ce que ça donne pour une femme avec une forte poitrine. La compression est intense. Ce n'est pas exactement une expérience douce.

Après quelques minutes, je pouvais déjà me rhabiller.

Avant de me laisser partir, la technicienne a glissé une phrase, à voix basse, comme si elle ne voulait pas trop s'avancer :

– « Ça ressemble à un fibroadénome... »

J'ai senti un petit soulagement. Une amie m'avait déjà parlé de ça. Rien de cancéreux. Pas dangereux.

Bon... j'aurais préféré un kyste. Mais je vais prendre tout ce qui peut me sortir du monde des "masses suspectes".

Elle a ajouté qu'une intervention serait sans doute nécessaire, vu la taille impressionnante de la masse.

Et elle a terminé en m'expliquant que le médecin me contacterait une fois les résultats officiels reçus.

Le lendemain de la mammographie, le téléphone a sonné à nouveau. Cette fois, c'était pour m'informer que l'examen n'avait pas été concluant. Mes seins étaient trop denses. Il était impossible d'obtenir des images suffisamment précises pour poser un diagnostic clair.

On m'a expliqué que c'était fréquent chez les femmes plus jeunes. Quand la densité mammaire est élevée, certains tissus sont plus difficiles à analyser par imagerie. Dans ces cas-là, des examens supplémentaires sont nécessaires.

Puis la phrase est tombée :

– « Vous devrez passer une biopsie. »

Et là... l'angoisse a réellement pris toute la place.

L'échographie, la mammographie... ce sont des examens de routine. Mais une biopsie ?

Une biopsie, c'est autre chose. C'est ce mot qu'on associe au mot "cancer". C'est ce geste qu'on fait quand on soupçonne plus que ce qu'on dit. Et l'idée d'aller me faire insérer une aiguille dans le sein pour y retirer un fragment de tissu me donnait littéralement froid dans le dos.

La peur prenait de l'ampleur. Et en parallèle, l'attente recommençait à s'étirer.

J'avais eu la chance d'obtenir rapidement mes rendez-vous pour l'écho et la mammographie au privé. Mais le temps filait depuis la découverte de la masse. Et je n'avais toujours aucune réponse.

Aucune certitude.

Et cette fois, on m'a dit que la biopsie ne pourrait pas se faire dans la même clinique. Il fallait transférer mon dossier à nouveau. Retour chez mon médecin de famille, puis transfert vers l'hôpital du secteur public, avec certains délais.

Mon dossier a finalement été transféré à l'Hôpital Sacré-Cœur de Montréal, à la clinique du sein. Je savais que j'allais devoir attendre quelques jours pour qu'on m'appelle.

Une semaine a passé.

Puis une autre.

Quand le téléphone a enfin sonné, ce n'était même pas pour planifier la biopsie. C'était simplement pour ouvrir mon dossier. Aucune date. Aucun examen. Juste un rendez-vous administratif.

Ça faisait maintenant près de deux mois que cette masse grossissait dans ma poitrine.

Deux mois que j'attendais.

Deux mois que j'essayais de me raisonner.

Mais là... j'étais au bout du rouleau.

Comment peut-on faire attendre aussi longtemps une femme qui découvre une bosse dans son sein ? À quoi bon promouvoir l'autopalpation si, une fois l'anomalie détectée, on la laisse simplement sur une liste d'attente ?

C'est une aberration. Une alarme qui sonne... et qu'on ignore.

Lors de cet appel, on m'a aussi demandé d'aller récupérer un disque compact (oui, un CD) contenant les examens réalisés à la clinique privée, pour l'apporter moi-même à l'hôpital.

Je suis restée figée. Un CD, d'un centre à un autre, en 2019 ?

On vit à une époque où on peut envoyer des documents en un clic, où des images haute résolution se transfèrent d'un continent à l'autre en quelques secondes... et pourtant, dans notre système de santé, il faut se déplacer avec un disque entre les mains.

Pas d'envoi sécurisé. Pas de portail. Pas de numérisation. Juste un CD.

Alors, on a récupéré le fameux disque à la clinique. Et on s'est dirigé vers la clinique du sein pour la première fois.

En chemin, j'ai ouvert le dossier papier qu'on m'avait aussi remis. Il contenait les rapports de mes deux examens. Je me suis mise à lire. Et là, une phrase m'a figée.

Sur le compte rendu de la mammographie, je lisais que la masse ne faisait pas 2,5 cm, mais bien 5 cm de diamètre.

Et juste en dessous, il y avait cette mention :

« Nous devons au minimum envisager la présence d'une tumeur Phyllode. »

On ne m'avait jamais parlé de tumeur Phyllode. C'était seulement moi, la fille qui avait effectué des recherches Google, qui avait abordé ce terme. Et maintenant, ce mot était là. Écrit noir sur blanc dans un rapport médical. Un rapport que je découvre en voiture, quelques minutes avant ma biopsie.

Mon cœur s'est mis à battre de plus en plus vite à mesure qu'on approchait de l'hôpital.

Je n'allais pas à la clinique du sein pour rien.

On envisageait une tumeur.

Pas un simple kyste.

Pas une anomalie bénigne.

Et pourtant... je continuais de me rassurer. Ça ne peut pas être ça. C'est trop rare. Quelles sont les chances ?

Je me cramponnais à ce mot : rare. Comme si la rareté me protégeait. Comme si l'espoir pouvait faire taire le pressentiment.

En arrivant à Sacré-Cœur, j'ai traversé l'entrée principale, bondée de monde. Des patients. Des visiteurs. Des gens qui attendaient pour payer leur stationnement, ou simplement pour comprendre où aller.

Je suis allée à l'accueil. Je ne savais même pas où se trouvait le bureau du médecin.

Le préposé m'a indiqué le chemin, d'un geste de la main : à droite. Puis tout droit, jusqu'au fond.

Je me suis engagée dans le long corridor.

Les murs étaient beiges. Le plancher, beige, sale, brisé par endroit. Tout semblait vieux, terne, délavé.

Pourquoi peint-on nos hôpitaux avec des couleurs aussi maussades ? J'imagine que c'est pratique, mais ça ne donne envie de rien. Surtout pas d'être là.

J'ai croisé quelques civières vides recouvertes de draps blancs, des chariots métalliques, des équipements poussés contre les murs. Des gens assis sur des chaises fixées au sol, le regard vague, la peau pâle. Des patients en attente, en jaquette, devant les portes de l'imagerie médicale. Devant tout le monde.

Un entre-deux monde.

Un peu plus loin, sur la droite, une grande porte vitrée : Clinique du sein. C'est intimidant. Brutalement réel.

## NOTRE SYSTÈME DE SANTÉ

Je déteste les hôpitaux, et pourtant, j'y ai travaillé.

Il y a plus de dix ans, j'avais fait un stage ici, à Sacré-Cœur. Dans une autre unité. Une autre vie.

À l'époque, je pensais vouloir travailler dans le milieu de la santé. Je n'avais pas envie de retourner à l'université pour des années d'études, alors j'avais choisi un DEP comme assistante en établissement de santé, un beau gros titre pour donner une belle apparence au poste de « préposé aux bénéficiaires ». Je voulais surtout aider des personnes âgées. J'ai toujours eu un profond respect pour les aînés, et je croyais sincèrement pouvoir faire une différence à leurs côtés.

J'ai rapidement compris que ce milieu n'était pas pour moi. Je me souviens encore exactement du moment où cette prise de conscience m'a frappée.

J'étais en stage, sur une unité de personnes âgées atteintes de démence. Une dame faisait une crise. Elle pleurait, hurlait. Son visage exprimait une détresse pure, comme je ne l'avais jamais vu. Deux membres du personnel, debout à quelques mètres d'elle, riaient. Ils ignoraient complètement ce qu'elle vivait. Je vous épargne les détails de leurs paroles.

Je suis entrée dans sa chambre. Je me suis approchée doucement, je lui ai pris la main, et je lui ai parlé avec calme. En quelques minutes, elle s'est apaisée. Elle m'a regardée avec un grand sourire, les yeux remplis de gratitude. Puis elle a commencé à me raconter des souvenirs de sa vie.

Un membre du personnel est passé devant la porte. Il a vu la scène et m'a lancé, d'un ton agacé :

– « Tu n'es pas ici pour parler. Tu n'es pas psychologue. Si tu voulais aider les gens, tu aurais dû choisir un autre métier. Ici, on travaille. On ne perd pas son temps. »

Cette phrase m'a brisé le cœur parce que je savais qu'il avait raison.

Dans ce système qu'on dit moderne, il n'y a pas de place pour l'humain derrière le patient. Du moins, ça semble rare. On l'a vu avec les scandales des dernières années dans les CHSLD.

On n'a pas le temps.

Pas le temps d'écouter.

Pas le temps de donner un repas à un rythme normal.

Pas le temps d'offrir un bain sans dire "dépêchez-vous".

Le personnel est épuisé.

Les tâches débordent.

La pression est énorme.

C'était ça, ma triste constatation. Et la raison pour laquelle je me suis réorientée aussi vite. Je ne pouvais pas rester là. Ça m'aurait détruite. Je n'avais pas la force de voir un monde aussi triste.

Et, je sais... je sais que certains vont dire que c'est lâche. Qu'on a besoin de gens qui restent, qui se battent, qui dénoncent. Qu'on a besoin de gens humains pour aider ceux qui se retrouvent à vivre dans le système de santé. Mais j'étais trop jeune, trop révoltée, trop sensible, trop impuissante. J'ai tourné le dos.

Et pourtant, je ne suis pas partie par manque de cœur. Je suis partie parce que ce que j'ai vu là-bas, et dans les autres brèves expériences que j'ai eues par la suite, m'a écœurée.

Pas les patients. Pas le personnel. Le système. Ce système inhumain qui passe à la télé de temps en temps pour des atrocités, mais qu'on laisse aller. Qu'on regarde au loin en se sentant impuissant.

Ce système qui traite nos aînés comme des numéros, comme des fardeaux. Qui tolère qu'on laisse des gens désorientés crier dans le vide. Qui normalise l'insensibilité. Qui pousse les employés à aller vite, à couper les coins ronds, à cesser d'écouter, d'aimer, d'honorer ceux qu'ils soignent.

Et je sais qu'il y a du bon monde là-dedans. Beaucoup de bon monde. Des gens admirables, qui tiennent debout dans des conditions impensables. Je les respecte. Je les admire du fond du cœur.

Mais on ne peut plus faire semblant. On ne peut plus détourner les yeux. Notre système de santé, au Québec, est un échec.

## LA CLINIQUE DU SEIN

Je me suis dirigée vers le petit bureau d'accueil. La secrétaire a noté mon nom et m'a demandé d'attendre dans la salle juste en face.

Salle… c'est un bien grand mot. C'était plutôt un couloir étroit avec une dizaine de chaises en métal recouvertes de cuir bleu. Au milieu de l'espace, une vieille machine cachée sous un drap blanc.

J'ai pris place sur l'une des chaises. Juste derrière ma tête, une tablette avec des dépliants. Chimiothérapie, perte de cheveux, soutien psychologique, aide financière… Tout tournait autour du cancer.

Je ne les ai même pas feuilletés. Je n'étais pas là pour ça. Je ne pouvais pas être là pour ça.

Quelques minutes plus tard, une médecin est venue me chercher. Elle m'a accueillie avec douceur. Elle m'a posé des questions générales sur ma santé, puis elle a palpé mon sein avec attention. Et, pour la première fois depuis le début de cette histoire, quelqu'un du système public m'a dit : « Votre dossier est prioritaire. Il faut agir vite. »

Ça m'a fait un choc. Ce n'est pas ce qu'on veut entendre… mais au fond, c'est ce que j'espérais depuis des semaines. Enfin quelqu'un prenait la situation au sérieux. Enfin, ça bougeait. Je n'en pouvais plus de tourner en rond.

La rencontre n'a duré qu'une dizaine de minutes, mais elle a suffi à me redonner un peu d'air.

Elle m'a expliqué que le département responsable des biopsies allait me contacter sous peu pour me fixer un rendez-vous.

Quelques jours plus tard, le téléphone a sonné. La biopsie était prévue pour le 22 novembre, à 13 h.

On m'a immédiatement donné une autre date, deux semaines plus tard, pour recevoir les résultats.

## LA BIOPSIE

La biopsie est une procédure qui permet de prélever un fragment de tissu pour l'analyser en laboratoire. L'objectif est simple, mais lourd de sens : détecter la présence ou non de cellules cancéreuses.

Il existe plusieurs types de biopsies. Dans un cas comme le mien, on procède généralement par microbiopsie.

Le déroulement est plutôt technique. On commence par désinfecter la zone, puis on injecte un anesthésiant local pour minimiser la douleur. Ensuite, une minuscule incision est faite à l'endroit ciblé.

À l'aide d'un petit appareil ressemblant à un pistolet muni d'une aiguille, le médecin prélève plusieurs échantillons du tissu suspect.

J'avais lu tout ça sur internet avant le rendez-vous. Comme toujours, j'avais besoin de savoir. Tout comprendre. Tout anticiper. C'est dans ma nature. Parfois, ça m'aide à me sentir plus en contrôle. Parfois, ça m'écrase un peu plus. Parce qu'on le sait : chercher des infos médicales en ligne, ça peut vite virer en anxiété.

Je me suis présentée à l'hôpital à 12 h 45. J'ai attendu près d'une heure dans ce même corridor beige, encore, comme figée dans un mauvais rêve. Puis, on m'a appelée.

Dans la petite salle d'examen, il y avait deux femmes. L'une allait procéder à la biopsie. L'autre l'assistait. Elles m'ont accueillie avec gentillesse et ont tout de suite tenté de me rassurer. Le ton était professionnel, humain.

La médecin m'a expliqué qu'elle allait faire plusieurs prélèvements dans le sein. La femme qui l'assistait m'a demandé de retirer la jaquette bleue et de m'installer sur le lit.

L'examen a débuté par une échographie. Elles ont localisé la masse, puis se sont attardées aux ganglions axillaires. Deux de mes ganglions droits, du même côté que la masse, étaient légèrement plus gros que la normale. La médecin m'a expliqué que cela pouvait être lié à ma récente mononucléose. Mais pour ne rien laisser au hasard, elle allait aussi faire une biopsie de ces ganglions, par précaution.

La procédure a commencé par l'injection de l'anesthésiant dans le sein droit. C'était désagréable, mais pas insupportable, un peu comme la sensation qu'on ressent lorsqu'on se fait geler la gencive chez le dentiste.

Un pic. Une pression. Un inconfort familier.

Le premier prélèvement a été effectué directement dans la masse. Je n'ai presque rien senti, à part cette pression sourde, comme si l'on appuyait fort sur ma poitrine. Le bruit du dispositif, par contre, m'a prise par surprise : sec, métallique. Plus effrayant que la douleur elle-même.

J'ai vu l'assistante se pencher rapidement pour prendre des compresses, qu'elle a appliquées sur mon sein. J'ai regardé, par réflexe. Il y avait une bonne quantité de sang autour du site. Mais heureusement, je n'ai jamais été sensible à la vue du sang.

Les deux femmes ont continué leur travail avec beaucoup de douceur. Avant chaque prélèvement, elles prenaient soin de m'avertir, de vérifier si j'étais toujours à l'aise. Elles étaient humaines, présentes. Et ça, dans ce genre de moment, ça change tout.

Je n'avais pas mal. Je m'évadais dans mes pensées autant que possible, pour éviter que l'inquiétude ne me submerge. Mais, malgré moi, la boule au ventre restait là. Et cette pensée tournait en boucle : et si la biopsie révélait quelque chose de grave ? J'essayais de capter une expression dans leur visage quand elles observaient les prélèvements. Quand elles déposaient les fragments dans les petites fioles. Mais leurs visages restaient neutres. Professionnels.

Une fois les prélèvements au sein terminés, il restait l'aisselle. Dès le premier prélèvement, j'ai ressenti une vive douleur. J'ai sursauté. La médecin a tout de suite injecté une dose supplémentaire d'anesthésiant. Le deuxième prélèvement s'est déroulé sans douleur.

Pendant la procédure, elles ont aussi inséré un petit marqueur dans mon sein. Une minuscule pièce de métal, qu'on laisse en place jusqu'à la chirurgie. Elle sert à localiser précisément l'endroit de la masse lors des examens à venir. À ce stade, il n'y avait plus vraiment de doute. La masse était énorme. C'était clair que j'allais devoir me faire opérer.

L'assistante a appliqué un pansement sur mon sein, puis m'a dit que je pouvais remettre mon haut.

Elle m'a expliqué les consignes post-biopsie : ne pas mouiller la région pendant 48 heures, donc pas de douche ou de bain plus haut que le nombril. On veut éviter toute infection et permettre une bonne cicatrisation.

Au total, l'examen a duré une trentaine de minutes.

Avant que je quitte la salle, la médecin a posé une main sur mon épaule. Puis, elle m'a dit :

« Bonne chance pour la suite. »

Je suppose que, lorsqu'on en est rendu à passer une biopsie, la chance devient une variable importante. On ne la souhaite pas à quelqu'un sans raison. Mais je me suis accrochée à l'idée que ce n'était rien. Que c'était une formule polie. Je ne voulais pas me laisser emporter par la peur. Pas encore.

Une fois l'examen terminé, les échantillons prélevés sont envoyés au laboratoire. Ils sont analysés par des spécialistes en pathologie. Puis les résultats sont retournés au médecin responsable du dossier.

Là, il faut attendre. Encore. Parfois quelques jours, parfois quelques semaines. Moi, je savais déjà. Mon rendez-vous pour recevoir les résultats était fixé au 5 décembre.

Mais pendant ces deux semaines-là, ça a été l'enfer.

J'ai eu mal. La masse a continué de grossir. Ma peau est devenue rouge, marbrée, presque violette. Tout mon sein semblait en feu. L'hématome causé par les prélèvements s'étendait, mais ce n'était pas juste ça : la douleur s'intensifiait, jour après jour.

Mon sein était devenu dur comme une roche. Déformé. Meurtri.

Et dans ma tête, ça tournait en boucle : ils vont m'opérer bientôt, c'est certain. Il le faut. On ne peut pas me laisser comme ça.

Je me sentais prise dans une tempête que je ne contrôlais plus. Je n'avais d'autre choix que d'attendre. Mais plus le temps avançait, plus je sentais monter une colère sourde. Une frustration profonde envers notre système de santé.

Je comprends qu'il y ait des cas plus urgents.

Je comprends qu'on doit prioriser.

Je comprends qu'il manque de personnel, que les hôpitaux sont débordés.

Mais quand on n'est plus dans la théorie... Quand c'est notre corps, notre douleur, notre masse qui grossit... La compréhension devient plus difficile.

Avant de vivre tout ça, je croyais qu'une femme qui découvrait une bosse sur son sein était prise en charge rapidement. J'avais l'idée utopique que tout se passait en quelques heures, pas en quelques mois.

Une bosse, un rendez-vous le lendemain, un scan sur place ou dans les jours suivants, puis un résultat rapide. On opère ou on peut dormir sur ses deux oreilles.

Et aujourd'hui, je me demande :

Combien de femmes meurent à cause de ces délais ?

Combien de cancers passent inaperçus trop longtemps ?

Combien de diagnostics arrivent trop tard ?

Et ce n'est pas qu'une question de cancer du sein. C'est tout le reste aussi. Toutes les pathologies qui demandent une prise en charge rapide et qui se heurtent à un système trop lent, trop saturé, trop dépassé.

Ce n'est pas normal de supplier pour des examens.

Ce n'est pas normal d'apprendre à insister, à déranger, à "faire du bruit" pour se faire entendre.

Ce n'est pas normal que ce soit à la patiente de jouer à la secrétaire médicale, de courir après les rendez-vous, de refaire la même histoire à chaque spécialiste, en espérant que l'un d'eux finira par connecter les points.

Je me suis sentie abandonnée. Invisible. Et je sais que je ne suis pas la seule.

Depuis cette aventure et le fait que j'en ai parlé sur les médias sociaux, des femmes m'écrivent pour me dire qu'elles ont vécu la même chose. Qu'elles aussi ont attendu. Trop. Bien plus que moi parfois. Certaines avec une fin heureuse. D'autres... non.

Alors, quand je repense à cette période d'attente, ce n'est pas de la colère qui me revient. C'est de l'indignation. Parce qu'un système de santé qui laisse les femmes attendre pendant que la maladie progresse, c'est inacceptable.

Malgré tout, ce jour-là, je suis sortie de l'hôpital avec un soupir de soulagement au fond de la poitrine. Parce qu'après tous ces rendez-vous, ces examens, ces semaines à me battre contre l'attente, je savais que la prochaine étape était enfin là :

L'heure du diagnostic.

*La science avance à toute allure, mais les malades, eux, attendent. Parfois trop longtemps. Parfois jusqu'à ce qu'il soit trop tard.*

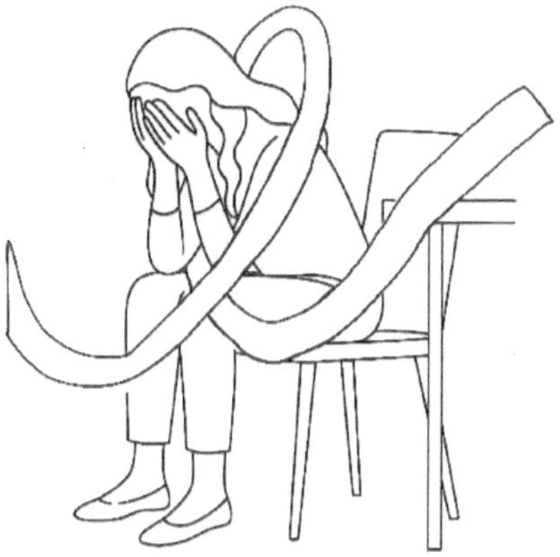

*Chapitre 3*

# LE DIAGNOSTIC

On y est enfin. Mon nom résonne dans la salle d'attente.

« Madame Baril ? »

Je lève la tête. C'est la même femme médecin que j'avais rencontrée quelques semaines plus tôt. Elle est debout à l'entrée de son bureau, et elle me regarde.

Je me lève d'un pas assuré. Mon cœur bat, mais mon esprit résiste. Je me répète que tout va bien aller.

Si c'était vraiment grave, on m'aurait appelée avant.

Pas de nouvelle, bonne nouvelle.

C’est le genre de pensée magique qu’on s’offre quand on n’a plus rien de concret à quoi se rattacher.

Je serre la main de mon conjoint. J’affiche un sourire volontaire. Je prends une grande inspiration, et je franchis le seuil du bureau avec une confiance presque convaincante.

Et là, je vois son regard. Tout bascule.

Elle tente de sourire, mais ses yeux trahissent tout le reste. Elle affiche une compassion immense, une empathie retenue, et ce voile dans le regard, celui de ceux qui s’apprêtent à briser quelque chose.

Elle baisse légèrement la tête, puis, d’une voix douce, elle m’invite à m’asseoir.

Elle fait signe à mon conjoint de prendre place à mes côtés.

Elle rapproche sa chaise de la mienne.

Tout est trop lent. Trop calme. Trop grave.

Je le sens dans mes tripes. Je suis terrifiée.

Mon conjoint serre ma main. Il inspire profondément. Lui aussi, il le sait.

Mon cerveau s’emballe. Les pensées positives fondent comme de la glace dans l’eau chaude. En quelques secondes, la noirceur s’installe.

*Non. Non. Non.*

Je sais très bien que ce n’est pas le protocole pour annoncer un kyste. Pas un fibroadénome. Même pas une tumeur Phyllode. Si c’était bénin, ça aurait été plus léger. Plus rapide. Moins... chorégraphié.

Je veux fuir. Sortir de là. Revenir à avant. Avant cette pièce. Avant ce regard. Avant cette vérité qu'elle s'apprête à déposer dans ma vie comme une bombe.

Ça ne peut pas être grave.

Ça ne doit pas être grave.

Je suis déjà épuisée. Mes enfants sont trop petits pour avoir une maman malade.

Assise dans son fauteuil, juste de l'autre côté du bureau, elle regarde son écran une dernière fois. Puis elle baisse les yeux vers son bureau, quelques secondes.

Elle inspire et lève la tête.

Nos regards se croisent.

Le temps ralentit, comme dans un film.

Comme si tout ce qui allait suivre allait marquer ma vie à jamais.

Et je le sais déjà, sans qu'elle ait ouvert la bouche.

Elle parle, d'une voix douce, presque compatissante.

« Je n'ai pas de bonnes nouvelles, madame Baril… C'est un cancer. Je suis désolée. »

Mon cœur explose dans ma poitrine.

Je sens la panique monter en moi comme une vague brûlante.

Elle grimpe, rapide, incontrôlable, me serre la gorge.

Je suffoque, comme si deux mains invisibles s'étaient refermées sur mon cou.

Cancer. Le mot tourne en boucle.

Cancer. J'essaie de me réveiller, mais je suis éveillée.

J'ai le cancer.

Non. C'est impossible.

Je tourne lentement la tête vers mon conjoint. Il tient ma main, fort. Ses yeux sont remplis d'eau. Ses lèvres serrées les unes contre les autres.

Je ne peux pas parler. Je suis submergée par la peine.

Pour lui.

Pour moi.

Pour nos enfants.

Pour la famille.

Je fixe à nouveau la médecin. Elle parle, mais je n'entends plus rien. Un bourdonnement envahit mes oreilles. Un son sourd, lourd, qui m'isole du monde. Ses lèvres bougent, mais je n'arrive plus à suivre.

Tout devient flou. J'ai mal à la tête. J'ai chaud. J'ai du mal à respirer. Mon cerveau se débat pour comprendre ce qui se passe, mais il n'assimile rien.

Ce n'est pas réel. Ça ne peut pas être réel. Je suis prisonnière d'un rêve dans lequel je n'arrive pas à crier.

Immobile. Muette. Écrasée.

J'ai 32 ans et j'ai le cancer.

J'ai deux enfants et je vais peut-être mourir.

Je me raccroche à la réalité, comme on agrippe une corde en chute libre.

Je tente de me concentrer.

Son stylo à l'encre bleue glisse sur une feuille blanche. Elle écrit quelque chose devant moi.

Je baisse les yeux et je parviens à lire quelques mots, gribouillés sur cette feuille blanche qui vient de changer ma vie.

*Carcinome canalaire infiltrant.*

*Estrogène : négatif.*

*Progestérone : négatif.*

*HER2 : équivoque.*

Des mots cliniques. Froids. Étrangers.

Je sais que l'œstrogène et la progestérone sont des hormones, mais pourquoi les écrit-elle l'un sous l'autre ?

Et ce dernier mot qu'elle écrit :

*Triple négatif ✓*

Je tourne la tête vers mon conjoint. Il est aussi figé que moi. Je vois dans ses yeux cette même question silencieuse que je me pose sans le vouloir... Est-ce que je vais mourir ? Va-t-il se retrouver seul, avec deux jeunes enfants à élever ?

Moi qui croyais que le cancer du sein était facilement traitable... Pourquoi est-ce que j'ai si peur ? Pourquoi ai-je l'impression que c'est grave ?

La médecin me demande de me lever. Elle veut examiner mon sein à nouveau.

Je me lève sans réfléchir, en mode automatique. Je me dirige vers la table d'examen, placée juste devant un grand miroir. Un miroir qui ne m'épargne rien.

Je me vois de la tête aux pieds. Je suis rouge. Toute rouge. Mon visage, mon cou, ma poitrine... Je ressemble à un homard. Je ne me suis jamais vue comme ça.

Mes jambes tremblent.

Mon cœur cogne.

Dans ma tête, c'est le chaos. Je pense à mes enfants. Leurs petits visages me reviennent en boucle. Leurs rires. Leurs câlins.

Je ne peux pas les laisser. Je ne peux pas mourir.

Et là, une autre pensée me frappe. Ça fait des mois que je l'ai, ce cancer et je ne le savais même pas.

Je l'ai touché. Manipulé.

Je l'ai cru bénin.

Et pendant ce temps, il grandissait en moi.

On m'a dit que ce n'était rien, et maintenant, c'est énorme.

Je panique intérieurement.

Ils se sont trompés. Ça doit être une erreur. C'est impossible que j'aie le cancer.

On ne laisse pas quelqu'un attendre trois mois pour un cancer.

Ils n'ont pas le bon dossier.

Pendant que mes pensées se bousculent, la médecin palpe mon sein. Son regard change. Elle semble inquiète. Elle me demande depuis quand la rougeur est aussi étendue. Je lui dis que tout a empiré depuis la biopsie. Elle acquiesce, note l'information dans son ordinateur, puis me fait signe de retourner m'asseoir.

Je remets mon chandail. Je rejoins mon conjoint. Et là, elle reprend. Sa voix est calme, mais déterminée.

« Tout va s'enchaîner très rapidement maintenant, madame Baril. Je vais tenter de résumer l'information que nous avons à l'heure actuelle. »

Sa voix est posée, douce, presque rassurante. Mais les mots qu'elle prononce tombent comme des enclumes.

Elle poursuit :

« Le mot Carcinome signifie Cancer. Un cancer peut être in situ ou infiltrant. Un cancer in situ est habituellement à un stade précoce, où les cellules cancéreuses ne sortent pas du site d'origine. Dans votre cas, c'est un cancer infiltrant, donc il peut se propager aux tissus voisins. »

Je l'écoute. Du moins, j'essaie.

Chaque mot glisse dans ma tête comme un nuage de brouillard.

Mais ce mot-là… infiltrant… Il reste accroché.

Elle continue :

« Pour l'instant, on ne sait pas s'il s'est propagé. Nous allons vous envoyer passer des examens pour avoir une meilleure idée de la situation. »

Je hoche la tête sans trop savoir pourquoi. Comme si mon corps réagissait à ma place.

Et puis, elle ajoute calmement :

« Votre tumeur a un grade élevé, ce qui signifie qu'elle est très agressive. Il faut agir rapidement. La masse est massive et je ne suis pas rassurée par l'état de votre peau. »

Je fixe un point invisible dans la pièce.

C'est irréel.

Un cauchemar.

Je ne suis pas ici.

Je dois rêver…

« Dans votre situation, on ne peut pas opérer tout de suite. Avec un cancer comme le vôtre, une tumeur de cette taille, on va probablement devoir commencer par la chimiothérapie. »

Chimiothérapie. Le mot me claque au visage. La perte de cheveux. Les vomissements. Mes enfants qui vont me voir souffrir.

« Ce sera suivi d'une mastectomie, et peut-être aussi de la radiothérapie. Je ne veux pas vous inquiéter davantage, mais il faut s'attendre à plusieurs effets secondaires : perte de cheveux, nausées, fatigue... »

Ma respiration est courte.

Je sens mon cœur cogner dans mes tempes.

Elle continue, toujours aussi calme :

« La bonne nouvelle, c'est que les ganglions analysés lors de la biopsie sont indemnes. »

Je ne sais plus si je l'écoute ou si je fais juste me dissocier.

« Votre oncologue vous rencontrera bientôt pour discuter du plan de traitement. Ce sera une année chargée. Il faudra penser à un arrêt de travail, peut-être pour l'année entière. Je sais que c'est beaucoup à absorber. »

Je suis travailleur autonome. Je sais très bien que je n'aurai pas droit à un arrêt de travail. Est-ce qu'on a droit à des prestations quand on a le cancer? Est-ce qu'il existe une aide financière pour ça? Une fondation, un programme, quelque chose?

Elle me regarde avec douceur.

« Ce ne sera pas facile, mais on est une bonne équipe. On va bien s'occuper de vous, madame Baril. Vous êtes maintenant entre bonnes mains. »

Je ne dis rien. Je n'ai plus de mots. Le regard vide. Le cœur anesthésié.

Elle comprend, je crois, que je suis au bout. Que mon cœur ne peut plus rien absorber aujourd'hui.

Ce regard perdu, vide, brisé, elle doit le croiser chaque jour. Et pourtant, elle reste droite, humaine, présente.

Je lui lève mon chapeau. Je ne pourrais pas porter ce rôle. Recevoir autant de douleur, et continuer à tendre la main.

Un silence s'installe. J'entends le tic-tac de l'horloge. Mon souffle court.

C'est étrange comme le temps se déforme dans ces moments-là. Une minute peut sembler durer une éternité.

Elle me laisse partir à la maison pour digérer la nouvelle. Respirer un peu.

Je dois revenir demain matin, à la première heure, pour rencontrer la chirurgienne qui prendra mon dossier en main.

*Il y a des phrases qu'on n'oublie jamais, parce qu'elles séparent la vie en deux. L'avant, et l'après.*

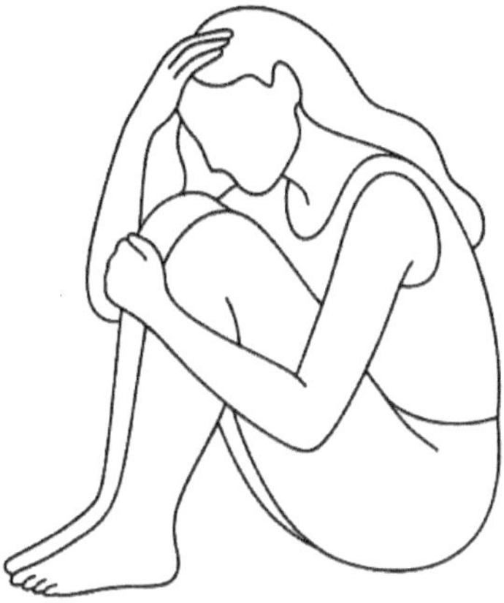

*Chapitre 4*

# ENCAISSER LE CHOC

Je me lève, je prends mon sac, et je marche en ligne droite jusqu'à la voiture, sans lever les yeux.

Je ne parle pas. Je ne peux pas. Si j'ouvre la bouche, je vais exploser en sanglots.

Mon conjoint me suit, respectant mon silence. Il sent les choses. Il sait que j'ai besoin d'un instant. Et puis... que dire, de toute façon ? Qu'est-ce qu'on dit à sa femme quand elle vient d'apprendre qu'elle va peut-être mourir ?

Je traverse les couloirs comme un robot. Je garde les yeux fixés au sol, évitant chaque regard. Je pousse les portes de sortie de l'hôpital avec la rage d'un corps trop plein. Et je me dirige vers le stationnement à toute vitesse.

Chaque pas est une éternité.

Je retiens mes larmes de toutes mes forces, mais elles sont là.

Prêtes.

J'ai la nausée. Une nausée profonde, presque animale. L'émotion me traverse comme un tsunami. Je veux juste... m'asseoir.

Partir.

Fuir.

Enfin, le véhicule. Mon conjoint ouvre la portière côté passager. Je m'effondre sur le siège. Je laisse tomber mon sac à mes pieds. Il referme doucement la porte. Puis il contourne, s'installe à mes côtés. Toujours sans un mot.

Il se tourne vers moi, les yeux pleins d'eau. Il pose une main sur mon épaule, et m'attire dans ses bras.

Et là... Je craque.

Je pleure comme un enfant. Un flot incontrôlable au beau milieu du stationnement de l'hôpital.

Mon cœur vidé. Ma voix brisée.

J'ai mal. Vraiment mal.

On finit par reprendre un semblant de souffle, et on quitte Montréal, direction les Laurentides.

Il est passé 14 h. Le trafic commence déjà. Plus d'une heure de route nous attend.

Le silence est immédiat. Un silence dense, lourd, presque sacré.

Je ne parle toujours pas. Je ne peux pas. Les mots sont trop... réels. Je n'ai pas rêvé. J'ai le cancer. Je ne veux pas le dire.

Je regarde dehors.

Le vide.

La route.

Les arbres.

Le ciel.

La vie qui continue.

Les gens s'impatientent dans le trafic, frustrés de perdre cinq minutes de leur temps.

Et moi, je réalise que le temps, je n'en aurai peut-être plus beaucoup.

Je pense au ménage, à la vaisselle qui traîne, aux petites frustrations du quotidien. Et je me sens... tellement loin de ça. Dire que je m'en faisais pour si peu, alors que tout pouvait basculer en une seule phrase.

On passe nos vies à tenter de tout planifier.

Le futur.

Les projets.

Les semaines à venir.

Comme si tout allait toujours suivre le plan.

Mais il suffit d'un instant pour que tout s'envole.

Je n'avais jamais imaginé qu'en menant ma petite vie tranquille, des milliers de personnes vivaient exactement ce que je vis maintenant.

Le cancer est partout. On le sait. On l'entend. Mais en même temps... on n'a aucune idée.

Aucune idée de ce que ça signifie, jusqu'à ce que ça nous tombe dessus.

Avant de rentrer à la maison, on doit passer chercher les enfants chez les parents de Benoît. Mais je me sens incapable. Je n'ai pas la force de les voir. Pas maintenant. Pas comme ça. Je préfère qu'il leur annonce la nouvelle sans moi. Je ne veux pas qu'ils me voient dans cet état. Et surtout... je ne veux pas qu'ils me regardent avec pitié.

Je demande plutôt à Benoît de me déposer chez ma mère. Elle habite à quelques rues de chez moi. Et elle attend impatiemment des nouvelles du rendez-vous. Je ne peux pas lui annoncer ça par téléphone. C'est impensable. Sa fille, son bébé, va lui annoncer qu'elle a le cancer.

## L'ANNONCE À LA FAMILLE

Qu'est-ce qu'il y a de pire au monde, pour une mère, que l'idée de perdre son enfant ?

Je sais que je vais lui briser le cœur en mille morceaux. Et je ne sais pas comment le lui dire.

J'essaie d'essuyer mes larmes, de respirer un grand coup. Je me répète que je dois lui annoncer ça de manière posée, sans sombrer dans l'émotion.

Je vais essayer de la rassurer, de lui dire que je vais m'en sortir, lui épargner, du mieux que je peux, un peu de cette douleur.

Avant de sortir de la voiture, je prends Benoît dans mes bras. Je l'embrasse. Fort. Longtemps. Puis j'enfile mon armure.

Je vais être forte. Pour mes enfants. Pour ma famille. Pour moi-même.

Je sors du véhicule et je marche vers la porte. Chaque pas me semble irréel. Je sonne. Je répète mon discours, posé, en contrôle, rassurant. J'inspire profondément.

À travers la fenêtre, je vois ma mère. Elle m'accueille avec son sourire habituel. Ses petits cheveux brun foncé reposent sur ses épaules. Son chandail de laine, sa tasse de thé dans les mains... Elle est heureuse de me voir. Innocente. Tranquille.

Elle croit que je viens prendre un café. Que je suis là, comme d'habitude, pour lui tenir compagnie. Elle ne sait pas que je vais briser son monde. Qu'aucun mot ne pourra adoucir ce que je m'apprête à lui dire.

Sa petite fragilité, son cœur si sensible, son calme... Tout ça va éclater.

Et moi, je n'ai aucun moyen de rendre ça moins violent.

« Allo ma belle ! Que me vaut ta visite ? Entre ! Comment a été ton rendez-vous ? », me dit-elle, sourire aux lèvres.

Ma mère et moi, on est très proches. Je lui raconte presque tout ce qui m'arrive, et je n'ai jamais ressenti le besoin de me censurer.

Mon père a quitté la maison quand j'étais jeune adolescente. On se voyait de temps à autre, mais c'est ma mère qui avait ma garde à temps plein. Et mon grand frère, lui, est parti en appartement dans les mêmes temps. Alors, nous sommes restées toutes les deux, elle et moi.

Elle m'a vue grandir dans les moments les plus doux, et elle m'a portée à bout de bras dans les pires. Toujours avec une patience désarmante, de l'écoute, de l'ouverture, et un amour immense.

Il faut dire que j'étais une ado rebelle. Forte tête. Toujours à tester les limites. Je ne lui ai pas rendu la vie facile, et pourtant, elle ne m'a jamais jugée. Jamais.

Aujourd'hui, je voudrais être forte pour la protéger à mon tour. Garder mon calme. Lui annoncer que j'ai le cancer sans m'effondrer. Mais on ne contrôle pas tout.

J'entre dans la maison... La boule monte, et monte encore. Je n'arrive pas à parler. Mes yeux se remplissent d'eau. C'est incontrôlable. Et je m'effondre dans ses bras, en l'espace de quelques secondes.

Je ne dis rien. Je n'ai pas besoin. Elle comprend.

On pleure ensemble. Sans mots.

Elle ne sait pas encore ce que je vais lui dire, mais elle sent que quelque chose est brisé. Et moi, je ne peux pas le dire à voix haute. Pas encore. Si je prononce les mots, ça devient réel. Trop réel. Je ne suis pas prête à les accepter.

Mais elle me regarde, les yeux remplis d'inquiétude.

Et doucement, elle me demande :

« Qu'est-ce qui se passe, ma puce ? »

Je n'ai plus le choix. La barrière tombe. Et dans un éclat de sanglots, je prononce cette phrase qui changera à jamais sa vie à elle aussi :

« Maman… j'ai le cancer. »

Je vois son regard se vider.

Je la vois faire non de la tête.

Les mains sur la bouche.

Le déni. Immédiat.

C'est exactement la même réaction que mon conjoint. Le même geste. La même douleur sourde.

Elle m'attrape dans ses bras. Elle pleure. Et répète :

« Non… c'est impossible. Ils ont dû se tromper… tu es trop jeune. Ça n'a pas de sens… »

Je lui explique ce que la médecin m'a dit. Je tente de mettre des mots sur ce cauchemar. Elle m'écoute. Elle essaie de m'encourager. Elle me dit que tout va bien aller. Mais je le sais. Je sais que son cœur est en miettes et qu'elle va s'effondrer dès que je vais quitter la maison.

Je suis dans ses bras. Et je répète en boucle, comme une petite fille perdue : « Je ne veux pas mourir. J'ai peur, maman. »

C'est plus fort que moi. Je veux être forte, mais je n'y arrive pas. On passe une bonne vingtaine de minutes à pleurer, à vivre nos émotions sans retenue. Puis, peu à peu, la vague redescend, épuisée, laissant place à un moment de calme, un peu plus posé.

Avant que la nouvelle ne commence à circuler d'elle-même, je prends mon téléphone. J'appelle mon père et mon frère. Eux aussi attendent des nouvelles avec impatience.

Je n'ai qu'un frère, mais il compte pour dix. Il occupe une place immense dans ma vie. C'est un génie de la musique, littéralement. Il a un doctorat en la matière. Il fait partie des personnes les plus intelligentes, cultivées et sensibles que je connaisse.

Depuis toujours, j'admire sa douceur, sa bienveillance, son écoute. Je me souviens encore, enfant, à quel point j'adorais l'entendre jouer du piano à une vitesse impressionnante. Il a toujours été là pour moi, présent, stable, tendre. Et je sais qu'il sera là aussi pour traverser cette tempête. Je n'ai aucun doute.

La relation avec mon père a évolué au fil du temps. Comme bien des histoires de famille, elle a connu ses détours, des montagnes russes à la suite de son départ. Mais ce que je retiens aujourd'hui, c'est que depuis quelques années, on redécouvre un lien père-fille précieux. Je me surprends souvent à voir des bouts de moi en lui. Son côté social, sa légèreté, son amour de la musique, sa façon de prendre la vie comme elle vient.

Il joue dans un band de rock et adore rassembler les gens autour de lui, des élans qui me ressemblent aussi. Je sais qu'il est là aujourd'hui, au besoin. Et qu'il le sera, peu importe ce que l'avenir nous réserve.

Je suis du genre à vivre mes émotions seule. J'ai besoin d'espace, de silence, de recul. Je suis comme ça depuis toujours. Alors je me dis que, si tout le monde est mis au courant maintenant, ils pourront en parler entre eux, se soutenir à leur façon, pendant que moi, je m'isole un peu pour prendre soin de moi. Me recentrer sur l'essentiel : mes enfants. Mon amoureux. Et ce combat qui commence.

Après cette fin de journée chargée d'émotions, Benoît vient me chercher chez ma mère. Ses beaux yeux sont rougis. Il a pleuré, lui aussi. Il a annoncé la nouvelle à ses parents. Ils ont tout de suite proposé de garder les enfants une ou deux journées, le temps qu'on digère la nouvelle, et que je puisse passer mes examens initiaux.

C'est une aide précieuse, et grandement appréciée.

Demain matin, on doit partir à l'hôpital dès l'aube. Et, honnêtement, on n'a même pas encore eu le temps d'échanger un mot, lui et moi.

Juste lui et moi.

On veut éviter que les enfants ressentent nos angoisses avant même qu'on ait eu le temps de respirer un peu. Alors, on accepte leur offre avec soulagement.

Je me connais. Je vais vivre la tempête émotionnelle avec intensité, puis je vais retrouver mon calme, mon réflexe de tout organiser, de gérer. Et à leur retour, je serai prête. Mon cœur sera plus posé, et ce sera le bon moment pour leur parler avec douceur.

Ils sont encore si petits. Et c'est si délicat d'expliquer quelque chose d'aussi lourd à des enfants qui voient encore le monde en couleurs vives. Je ne veux pas briser ça. Je veux les protéger, encore un peu.

En arrivant à la maison, la nuit est presque tombée. C'est l'hiver. Le soleil disparaît trop vite. Et à travers la fenêtre, je vois notre sapin de Noël illuminé. Les petites lumières dansent doucement dans la pénombre.

Noël vient de changer de signification.

Tout vient de changer.

J'ai toujours aimé le temps des Fêtes. Les grands soupers en famille, les décorations classiques qui rappellent l'enfance, les chansons de Noël, les enfants qui déballent leurs cadeaux les yeux pétillants.

Et là, tout me semble fragile. Précieux. Inestimable.

Je veux voir mes enfants grandir. Encore. Et encore.

Je veux préparer des repas pour eux, plier leurs petits vêtements, ramasser les jouets qui traînent dans chaque coin de la maison.

Je veux les accompagner dans tout. Leur première dent qui tombe. Leurs premières peines d'amour. Leur premier grand rêve.

Et un jour, si la vie me le permet, je veux pouvoir serrer mes petits-enfants dans mes bras.

On ne sait pas la chance qu'on a, jusqu'à ce qu'on réalise qu'on n'a jamais eu de garantie.

Jusqu'à ce que la vie cesse d'être acquise.

Je suis vidée. Une fatigue profonde, celle qui vient quand on a tout encaissé d'un coup. J'ai mal à la tête. Mais plus encore, j'ai mal au cœur.

Je me glisse dans les bras de Benoît, sur le sofa, près du sapin. Et je reste là. Silencieuse.

On n'a pas besoin de parler.

Le silence suffit.

Il comprend.

Il se lève, doucement et me prépare un bain chaud.

Lumières tamisées.

Petite musique douce en fond.

Un petit cocon dans un monde qui vient de s'écrouler.

C'est un amour, cet homme.

Je me souviens encore de la première vraie discussion qu'on a eue, cette fameuse soirée où tout a basculé. J'étais amie avec sa sœur. Lui, je ne le connaissais pratiquement pas. Un soir, j'étais chez elle pour une nuit, et il était là. Assis dans le salon, tous les trois, on a discuté pendant des heures. Des discussions existentielles, profondes, comme j'en avais rarement. Et j'ai tout de suite senti sa sagesse, sa vision du monde, sa façon d'aborder la vie. Ça venait résonner avec mes propres valeurs.

Peu de temps après, on a repris contact. Il est venu passer une soirée dans mon minuscule appartement de Montréal. Et là... ça a été instantané.

La connexion. L'évidence.

Le début de quelque chose de beau.

Une semaine plus tard, il débarquait chez moi avec ses valises. Officiellement, c'était pour passer la semaine, puisque son travail était à côté. Mais la vérité, c'est qu'il n'est jamais vraiment reparti.

On a vécu des nuits blanches à boire, à rire, à philosopher jusqu'au petit matin. À s'aimer.

On a eu du fun. Vraiment.

Une belle histoire, simple, vraie, spontanée.

Deux ans plus tard, notre petite Chloé est arrivée dans nos vies. Et comme tous les couples qui deviennent parents, la routine s'est installée, doucement, sournoisement.

Les nuits blanches se sont transformées... en nuits sans sommeil pour des raisons bien différentes.

Un bébé. Une maison. Puis un autre bébé.

Le travail. Les responsabilités. Le stress financier. La fatigue accumulée. Le ménage. Et avec le temps, on s'est perdus un peu. Pas par manque d'amour, mais par épuisement.

On court après le temps.

Après l'argent.

Et après nous-mêmes.

On se demande parfois si on tient encore debout. Si notre couple est encore solide, ou s'il est juste... en mode survie.

On n'a plus vraiment d'intimité. Les moments à deux sont rares. Et quand ils arrivent, on veut juste être tranquilles. Chacun dans notre bulle.

Je regrette, parfois, de ne pas avoir mis notre énergie au bon endroit pendant qu'il en était encore temps. Avant que la maladie s'invite.

Maintenant, avec un cancer, comment ça va être ?

Est-ce qu'on va traverser ça ensemble, ou est-ce que ça va nous briser ?

Je ne le sais pas.

Sa blonde va être malade.

Sans cheveux.

Sans sein, peut-être.

Affaiblie. Déroutée. Changée.

Est-ce qu'il va rester ? Est-ce que je vais me retrouver seule, malade, dépressive, avec deux enfants et un corps que je ne reconnaîtrai plus ?

Je ne le sais pas non plus.

## LA TRISTESSE

Je suis installée dans le bain, l'eau chaude autour de moi, et je pleure.

Pas juste une petite larme dramatique de film romantique. Non.

Je pleure comme je n'ai jamais pleuré de ma vie. C'est intense. Brut. Laid. Certains diront peut-être même que c'est pathétique, mais je m'en fou. J'ai trop mal.

Mon nez est bouché. J'ai le visage couvert de larmes. Les mouchoirs ramollis par la vapeur du bain se collent à ma peau.

Ce n'est tellement pas chic qu'on finit par en rire, lui et moi.

Juste un instant, un petit éclat de rire sincère au beau milieu du chaos.

Je pense à tout.

À la famille.

À ce qui va changer.

À ce qui s'en vient.

À la douleur.

Aux mois qu'on vient de traverser.

Et même dans ce bain, même dans mes larmes, je sais une chose : je suis vivante.

## LA COLÈRE

Soudain, la peine laisse place à la colère.

On m'a fait tourner en rond pendant trois mois.

Trois putains de mois...

Mon médecin m'a dit que ce n'était pas urgent. Qu'un cancer ne grossissait pas aussi vite. Qu'il n'y avait pas lieu de s'inquiéter. Et pourtant, à chaque fois que j'essayais de dire que je n'allais pas bien depuis plus d'un an, on me regardait comme si j'étais folle.

On m'a dit de boire plus d'eau.

Que c'était de l'anxiété.

Que je me faisais des idées.

Que j'étais trop intense. Trop émotive. Trop stressée.

À peine quelques semaines avant le diagnostic, un médecin à l'urgence m'a même dit, avec un sourire en coin, de rentrer chez moi et de "vivre ma vie", parce que je "n'avais rien".

Et maintenant, j'ai le cancer.

Et peut-être qu'il est déjà trop tard.

Tout le monde me disait que ça allait être beau. Que ce n'était sûrement rien.

Personne ne m'a prise au sérieux.

Je suis seule, dans mon bain, et je suis enragée.

J'ai envie de hurler.

J'ai envie de casser quelque chose.

Parce que cette colère-là... elle est aussi immense que la peur.

J'aurais pu savoir des mois plus tôt. Et peut-être que, si j'avais su, les choses auraient été différentes.

Et puis, doucement, dans la brume du bain, la colère se transforme en autre chose.

## LE QUESTIONNEMENT

Une question va me suivre pour le reste de ma vie :

Qu'est-ce qui a causé mon cancer ?

Est-ce que c'est parce que j'ai été végétalienne pendant deux ans ?

Est-ce que j'ai manqué de nutriments, de fer, de protéines ?

Peut-être que j'ai mangé trop de sucre.

Ou pas fait assez d'exercice. C'est sûrement ça.

Je suis trop sédentaire. Mes enfants vont peut-être perdre leur mère parce qu'elle est trop paresseuse pour aller au gym.

Ou ce sont les ondes ? Les cellulaires. Le Wi-Fi. Je passe trop de temps sur mon portable.

Et si c'était l'environnement ? Les pesticides ? Même dans le bio, il paraît qu'il y en a.

Ou c'est le stress. C'est clair que c'est ça. Je suis trop tendue. Trop prise dans mes pensées. J'ai ignoré les signaux de mon corps. J'ai oublié de respirer. De ralentir.

Si seulement j'avais médité un peu plus...

C'est ma faute.

C'est forcément ma faute.

## L'ACCEPTATION

Mais la peine revient. Et me rappelle que, peu importe la cause, c'est là.

Le diagnostic est tombé.

C'est trop tard pour les regrets.

J'ai le cancer.

Et maintenant... je dois y faire face.

Je me rappelle cette vieille pub à la télé. Une personne reçoit son diagnostic, et tombe en bas de sa chaise, lentement, au ralenti. Comme dans un mauvais film.

C'est exactement ça. Je tombe. Et je ne sais pas où m'accrocher. Je ne sais pas si je vais me relever. Je ne sais pas si je vais survivre à l'impact.

Cette nuit-là, j'alterne entre les pleurs et les silences. Je n'arrive pas à dormir. Pas une seconde.

Allongés dans le lit, on parle.

De nos peurs.

De nos espoirs.

De tout ce qu'on ne veut pas nommer... mais qu'on ressent profondément.

On s'aime. Il réussit même à me faire rire. Un de ces rires fragiles, entre deux larmes.

Et à ce moment précis, je sais que peu importe ce qui va arriver, je n'aurais pas pu espérer un meilleur compagnon de vie.

On a eu des tempêtes.

Des doutes.

Mais ce soir-là, je ne vois qu'une chose : de l'amour.

Il est là.

Je ne suis pas seule.

*Ce n'est pas la maladie qui fait le plus mal. C'est tout ce qu'elle vient bouleverser autour.*

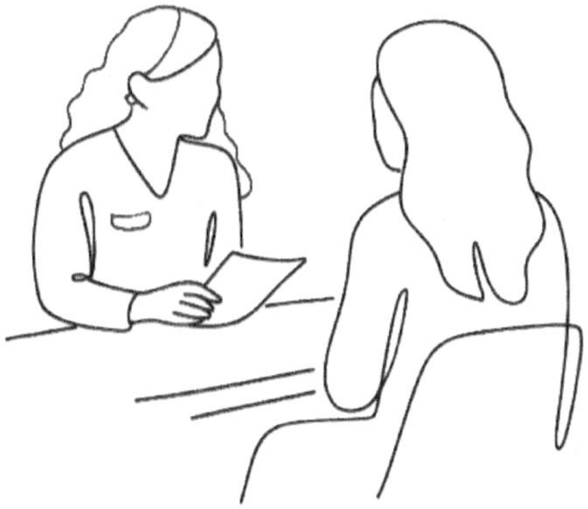

*Chapitre 5*

# LE PLAN D'ATTAQUE

Après cette nuit bouleversante, on monte dans la voiture à 6 h pour prendre la direction de l'hôpital. En ouvrant le petit miroir au-dessus de ma tête, je regarde mes cernes, mes traits tirés… mais surtout, je croise un regard.

Un regard brisé, impuissant, terrifié.

Et pourtant, derrière la peur, je vois aussi une femme forte.

Une femme qui va se relever.

Une femme qui n'a pas dit son dernier mot.

Je ne peux pas abandonner.

Et surtout, je ne peux pas les abandonner.

C'est correct de pleurer. De crier. De se laisser chavirer par les émotions. Je suis la première à dire qu'il faut laisser sortir la peine. Mais à un moment... il faut choisir : fuir ou faire face.

On ne peut pas revenir en arrière. On ne peut pas effacer la maladie. Mais on peut choisir comment on avance. On peut choisir de ne pas laisser la peur gagner.

Ce matin-là, dans cette voiture, j'ai décidé d'enfiler mon armure. Pour la première fois. Pas pour me cacher, mais pour me tenir droite et affronter ce qui vient.

Je suis la première patiente de la journée. L'hôpital est calme, presque paisible. À la clinique du sein, on me dirige directement vers un bureau où attendent déjà la médecin et la chirurgienne. Elles nous accueillent chaleureusement, puis s'installent de l'autre côté du bureau.

Elles commencent par expliquer qu'elles vont nous aider à mieux comprendre ce que j'ai, et à planifier les prochaines étapes. La chirurgienne me pose quelques questions sur ma situation familiale.

« Avez-vous des enfants ? »

Oui. Deux.

Puis, plus doucement, elle demande :

« Aviez-vous l'intention d'en avoir d'autres ? »

Je reste figée. On s'était dit que deux enfants, c'était parfait. Que notre famille était complète. Mais quelque part, au fond de moi, il restait une petite porte entrouverte. Une idée vague. Lointaine. Peut-être un troisième. Un jour. Quand on aurait le temps. Quand on aurait l'espace.

Je n'avais jamais pensé que ce choix-là, on pourrait me l'enlever.

Voyant mon hésitation, la chirurgienne comprend que je ne saisis pas tout de suite la pertinence de sa question. Alors, elle prend un instant pour m'expliquer que, si j'avais envisagé un autre enfant un jour, il serait sage de réfléchir à la possibilité de congeler mes ovules.

Les traitements peuvent nuire à la fertilité, parfois de façon temporaire, parfois irréversible. La chimiothérapie, entre autres, peut abîmer les ovaires ou provoquer une ménopause précoce.

Je suis surprise. J'avais naïvement cru que le cancer du sein, c'était perdre un sein, et faire de la chimiothérapie. Point.

Je n'avais jamais pensé que cela pouvait aussi bousculer la possibilité d'un futur enfant. Ça doit être encore plus troublant pour une jeune femme de vingt ans qui n'a pas encore fondé sa famille.

La médecin prend ensuite la parole. Elle m'explique plus en détail le type de cancer que j'ai, et les étapes à venir. Au cours des prochains jours, je devrai passer plusieurs tests. Le but est de déterminer si le cancer est resté localisé ou s'il s'est déjà propagé ailleurs dans le corps. Les résultats de ces examens seront essentiels pour établir le plan de traitement.

Elle enchaîne en m'expliquant que ma tumeur ne répond pas aux hormones, ni à l'œstrogène, ni à la progestérone. Ces deux hormones naturelles, normalement produites par le corps, peuvent alimenter certains cancers du sein dits hormonodépendants. Dans ma situation, ce n'est pas le cas.

Elle ajoute aussi qu'il ne semble pas y avoir de réponse non plus à la protéine HER2, une protéine cellulaire impliquée dans la croissance de certains cancers.

En clair : mon cancer ne se nourrit ni d'hormones, ni de cette protéine.

Il s'agit donc, très probablement, d'un cancer du sein triple négatif.

Sur le coup, je me dis que c'est une bonne chose. Mon cancer ne dépend ni d'hormones ni d'une protéine liée à la croissance cellulaire. Mais elle me ramène doucement à la réalité.

Quand un cancer est hormonodépendant, on peut le traiter avec de l'hormonothérapie, un médicament qui coupe l'accès du cancer à sa "nourriture".

Quand un cancer est HER2 positif, il existe aujourd'hui une thérapie ciblée très prometteuse.

Mais un cancer triple négatif, on ne sait pas ce qui le nourrit. On ne connaît pas exactement ses déclencheurs. Et pour l'instant, il n'existe aucun traitement ciblé pour prévenir efficacement les récidives.

La seule bonne nouvelle dans tout ça, c'est que ce type de cancer répond généralement bien à la chimiothérapie. C'est donc là-dessus qu'on va miser pour l'instant.

Je pensais qu'il n'existait qu'un seul type de cancer du sein. Je savais qu'il y avait des stades, des degrés de gravité, mais j'ignorais qu'il y avait des sous-types si différents les uns des autres, avec des traitements qui varient selon la nature du cancer.

À mesure qu'elles m'expliquent, les morceaux du casse-tête commencent à s'assembler dans ma tête. Je comprends enfin. Le type de cancer détermine la "source d'essence" des cellules cancéreuses, donc ce qui les nourrit, les active.

Le grade donne une idée de l'agressivité de la tumeur, sa rapidité de croissance.

Le stade, lui, indique l'étendue du cancer. Il varie selon la taille de la tumeur, l'atteinte des ganglions, l'invasion des tissus, et parfois même le type de cancer.

Dans mon cas, elles ne peuvent pas encore me dire le stade. Il manque des examens. On ne saura que plus tard si le cancer est localisé ou s'il s'est déjà propagé. Ce sera le rôle de l'oncologue de me donner cette information, en temps et lieu.

Mais une chose est claire : il faut agir vite.

La tumeur est agressive. Elle est massive. Et la peau commence déjà à être atteinte. Le stade est probablement déjà avancé. Chaque jour compte.

La chirurgienne m'invite à la table d'observation pour examiner ma poitrine. Elle palpe la masse, observe l'état de la peau, tout en m'expliquant son rôle dans le processus.

Elle ne pourra pas m'opérer tout de suite. Ce n'est pas le protocole dans une situation comme la mienne. La tumeur est trop grosse. Elle envahit une grande partie du sein. Si on devait intervenir maintenant, il faudrait enlever une trop grande portion de peau. Ce serait risqué. Et trop radical.

Le but, pour l'instant, c'est de réduire la taille de la tumeur grâce à la chimiothérapie. Si elle diminue suffisamment, il sera peut-être possible de faire une mastectomie partielle.

Mais... elle est honnête. Il y a de fortes chances qu'il faille retirer tout le sein. Et le mamelon avec.

Elle m'explique que la chirurgie viendra après la chimio. Et que, pour l'instant, seul le côté droit sera opéré.

Elle tente de me rassurer. Elle n'est pas seule. Elle travaille en équipe avec une chirurgienne plastique spécialisée dans la reconstruction. Il existe plusieurs options : prothèses, tissus autologues, tatouages de mamelon ultra réalistes. Il y aura un "après". Un corps différent, oui, mais reconstruit.

Sincèrement, je m'en fiche totalement de perdre mon sein. En ce moment, je ne veux même plus le voir. Je veux qu'on me l'enlève. Qu'on l'arrache. Qu'on fasse disparaître la tumeur, le danger, la peur. Ce sein-là met ma vie en jeu, et pourtant, je dois encore le porter pendant des mois. Le savoir en moi me donne froid dans le dos.

J'aurais presque aimé qu'on me dise qu'on allait m'enlever les deux seins. Aussi bien équilibrer le tout, non ? À quoi vais-je ressembler avec un seul sein ?

Je n'ai pas envie d'une prothèse en silicone. Pas envie d'avoir un “faux” bout de corps greffé au mien. Je connais les complications, les réactions possibles, les impacts futurs. Avec mon système immunitaire réactif, sensible, c'est non. Je préfère vivre avec un vide assumé que de prendre ce risque.

Je pose donc la question, directement :

« Est-ce qu'on peut m'enlever les deux seins ? »

Elle n'est pas surprise. Elle me regarde avec calme, puis m'explique que ce n'est pas comme ça que ça fonctionne. On ne peut pas retirer un sein en santé, sauf en prévention justifiée. Mais, vu mon âge, et le type de cancer, elle va m'envoyer passer un test génétique. Le but est de voir si je suis porteuse d'une mutation, notamment BRCA1 ou BRCA2, les plus fréquentes dans les cas de cancer du sein chez les jeunes femmes.

Si c'est le cas, alors oui, il sera possible d'enlever le deuxième sein de façon préventive. Parce que ces mutations augmentent considérablement les risques de récidive.

Mais si le test est négatif, alors il n'y a aucune indication médicale pour retirer l'autre sein.

Et ce n'est pas tout. Ces mutations ne concernent pas seulement les seins. Elles peuvent aussi augmenter le risque de cancer des ovaires, et d'autres organes vitaux. Si le test est positif, il faudra peut-être envisager d'autres chirurgies, comme l'ablation préventive des ovaires et des trompes.

Ce test, il ne concerne pas que moi. Si la mutation est présente, mes enfants devront eux aussi être testés. Ainsi que les autres membres de ma famille.

Ce cancer, que je croyais n'être qu'à moi, pourrait en fait menacer bien au-delà de mon propre corps.

Je peux encaisser bien des choses.

Je peux encaisser l'injustice.

La peur.

La douleur.

Mais l'idée que mes enfants puissent être porteurs de cette foutue mutation... Non. Pas eux. Touchez à tout ce que vous voulez, mais pas à mes enfants.

Je croise les doigts pour que ces résultats reviennent négatifs.

La médecin que j'ai rencontrée la veille reprend la parole pour m'annoncer que tout va s'accélérer à partir de maintenant. Les nombreux examens, la rencontre avec l'oncologue et le début des traitements devraient tous se dérouler dans les deux prochaines semaines. C'est une course contre la montre.

Pendant qu'elle me donne les dernières informations, la chirurgienne prend la feuille de requêtes et quitte le bureau pour aller les porter elle-même aux différents départements. Elle veut s'assurer qu'il n'y ait aucun délai supplémentaire. Je lui en suis profondément reconnaissante. J'ai atteint ma limite. Je ne suis plus capable d'attendre.

Tout va commencer par une scintigraphie osseuse pour vérifier qu'il n'y a pas de métastases dans les os. Les métastases sont des cellules cancéreuses qui quittent leur point d'origine pour aller se loger ailleurs dans le corps : ganglions, foie, poumons, cerveau, os. Partout où elles peuvent s'accrocher.

Ensuite, une ventriculographie. Un test pour vérifier si mon cœur est assez solide pour encaisser la chimiothérapie. Parce que oui, le poison qu'on va m'injecter pour me sauver risque aussi d'abîmer mes organes.

Finalement, un scan complet du corps est prévu, afin de repérer d'éventuelles traces du cancer ailleurs. S'ajoutent à tout cela une prise de sang complète à l'unité d'oncologie, une rencontre avec l'oncologue, et une autre avec la pharmacienne spécialisée en cancérologie.

Mon cerveau explose d'informations.

J'essaie de suivre, de comprendre, de tout emmagasiner. Mais une seule pensée me traverse vraiment : comment je vais faire pour tout gérer ?

Comment vais-je me rendre à ces rendez-vous, plusieurs fois par semaine, avec un enfant de trois ans collé à moi à la maison, une petite puce de cinq ans à la maternelle sans service de garde, et un conjoint qui part au travail bien avant que je sois debout ?

Je ne conduis pas en ville. L'hôpital est à plus d'une heure de route, dans les meilleures conditions. Je ne connais personne qui pourra m'accompagner aussi souvent.

C'est angoissant. Terrifiant même.

Le cancer vient avec un tsunami de chaos logistique et un sentiment d'impuissance qui avale tout sur son passage.

*Au-delà du cancer, de la maladie, des traitements, il y a la vraie vie. Et la vraie vie, elle ne s'arrête pas quand on tombe malade.*

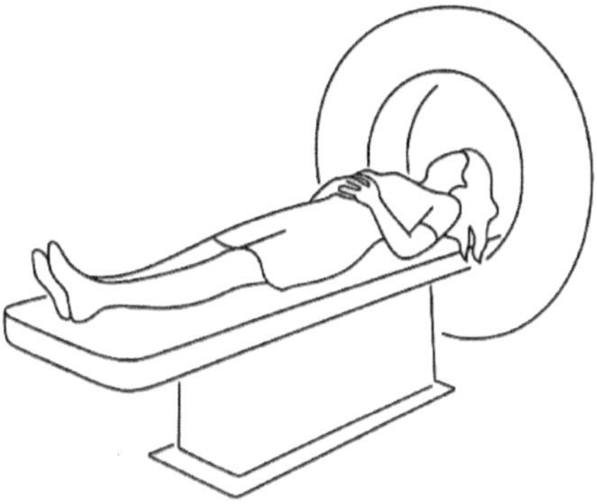

*Chapitre 6*

# LES EXAMENS PRÉTRAITEMENTS

Lundi 10 décembre, tôt le matin, je me présente au département d'imagerie de l'hôpital. Une grosse journée m'attend. C'est aujourd'hui que débute la panoplie d'examens.

Cette fois, plus de doute. Je suis officiellement entrée dans l'univers du cancer. Chaque rendez-vous me rapproche un peu plus de cette nouvelle réalité à laquelle je dois maintenant faire face.

Le cœur un peu serré, je m'avance doucement vers le tout premier rendez-vous : le TDM.

## LA TOMODENSITOMÉTRIE (TDM)

Ce test permet de repérer une multitude d'anomalies dans différentes régions du corps. Dans mon cas, il va surtout servir à évaluer la taille exacte de la tumeur, sa forme, et surtout, si le cancer s'est propagé à d'autres tissus ou organes. En gros, c'est un outil essentiel pour dresser l'état des lieux. L'examen ne prend qu'une dizaine de minutes, et environ une trentaine en incluant les préparatifs.

On commence par m'installer un accès veineux, car pendant l'examen, on m'injectera un produit de contraste à base d'iode. Ça permet de mieux visualiser certaines structures du corps sur les images.

Je retourne ensuite dans la salle d'attente en robe d'hôpital, le cathéter dans le bras. Quelques minutes plus tard, on m'appelle. Je suis dirigée vers une grande salle où trône une machine blanche en forme de beigne géant. Heureusement, ce n'est pas un appareil qui donne trop de sensation de claustrophobie, car il y a des ouvertures de chaque côté. Rien à voir avec une IRM.

Je m'allonge sur la table, le regard fixé au plafond. L'infirmière vérifie que l'accès veineux fonctionne bien en injectant un peu de soluté. Puis le lit commence à reculer doucement dans le cercle lumineux du TDM. J'entends quelques petits bruits mécaniques, rien de bien stressant, et je ressors aussitôt.

L'infirmière procède ensuite à l'injection de l'iode. Cette étape crée une drôle de sensation : pendant quelques secondes, on a vraiment l'impression d'uriner dans ses culottes. C'est chaud, étrange... mais très bref. Ça monte aussi un peu dans la gorge.

J'avais lu que c'était normal, et c'est effectivement ce que je ressens. Un goût métallique, chaud.

Je retourne dans la machine pour une deuxième série d'images. Puis, quelques minutes plus tard, tout est terminé.

Un examen simple, rapide, et dans mon cas, sans malaise particulier.

On me rappelle simplement de boire beaucoup d'eau dans les heures qui suivent pour éliminer l'iode. Je repars de là, soulagée que ce soit fait. Un de moins sur la liste.

## LA SCINTIGRAPHIE OSSEUSE`

La scintigraphie permet de détecter si des cellules cancéreuses se sont logées dans les os. Et s'il y a bien un type de test que je déteste, c'est celui-là. Parce qu'il ne laisse aucune échappatoire. Aucun mouvement. Aucun bruit. Juste le vide... et le temps qui s'étire à l'infini.

Je tente de méditer, de me concentrer sur ma respiration, mais rien n'y fait. Mon cerveau revient constamment au cancer.

Depuis le diagnostic, il occupe tout. Il est là, en boucle. Jour. Nuit. Minute après minute.

Pendant l'examen, la machine se promène lentement autour de mon corps, jusqu'à venir se positionner juste au-dessus de mon visage. C'est une grosse plaque carrée en métal, et elle descend tranquillement, jusqu'à me frôler presque la peau. Il reste à peine un centimètre.

Je comprends soudain pourquoi on offre aux patients un comprimé d'Ativan. Si on a le moindre soupçon de claustrophobie, on peut paniquer en quelques secondes. Impossible de garder les yeux ouverts dans cet état. Je les ferme aussitôt et j'essaie de m'imaginer ailleurs. Mais même là, je reviens toujours à cette pensée obsédante : je suis couchée sous une énorme machine, immobile, vulnérable, et je ne peux rien faire d'autre qu'attendre.

Heureusement, tout finit par se terminer. L'appareil s'éloigne. Je peux me lever.

Une dame me souhaite bonne chance pour la suite avec beaucoup d'empathie dans la voix. Elle me glisse une phrase que je vais probablement entendre souvent :

"Vous êtes bien jeune pour avoir un cancer du sein."

Mais le cancer n'a pas d'âge. Il frappe même les enfants. Et ça, c'est bien plus terrible que ma situation. Quand on se compare, on trouve toujours pire.

C'est ce qui met fin à cette première grosse journée à l'hôpital. Deux examens sur trois sont maintenant complétés. Le dernier, la ventriculographie isotopique, aura lieu dans moins de 48 heures. Et ensuite... ce sera l'heure. L'heure d'entrer officiellement dans le combat.

## LA VENTRICULOGRAPHIE ISOTOPIQUE

Cet examen permet de voir si mon cœur fonctionne assez bien pour supporter la chimiothérapie. Certaines molécules utilisées dans les traitements sont cytotoxiques, ce qui veut dire qu'elles peuvent affecter le cœur. Avant de foncer tête première dans la bataille, il faut donc s'assurer que mon cœur tiendra le coup.

D'abord, un spécialiste prélève une petite quantité de mon sang, y ajoute une infime dose de matière radioactive, puis me le réinjecte. Ce n'est pas plus désagréable qu'une prise de sang classique. Il installe ensuite des électrodes autocollantes sur ma poitrine, puis on passe à l'examen.

Cette fois, rien d'envahissant. L'appareil reste à bonne distance. Ce n'est pas une machine dans laquelle on entre, mais plutôt une plaque qui survole lentement le corps. Je suis allongée sur le dos, détendue. Pas de bruit, pas de stress. Honnêtement, j'aurais pu m'endormir. L'examen dure environ 45 minutes.

Et voilà. Je peux remettre mes vêtements. Je rentre chez moi.

Cet examen venait clore ma tournée des machines. Ce qui m'attend maintenant, c'est l'annonce finale. Le verdict. Les résultats complets. Ceux qui peuvent tout changer. Ceux qui peuvent transformer un plan de traitement ou réécrire un pronostic.

L'attente est étouffante. L'angoisse aussi.

Je fais tout ce que je peux pour me concentrer sur le positif. Pour croire que je suis entre bonnes mains. Que tout ira bien. Que les résultats seront clairs et favorables. Mais mon esprit dérive parfois vers les "Et si...".

Et si le cancer s'est propagé ?

Et si c'était déjà trop avancé ?

Et si je fais partie de celles qu'on ne peut plus sauver ?

J'essaie de m'accrocher à l'idée qu'il existe des exceptions, des cas imprévisibles que même la médecine ne peut expliquer.

Des gens à qui on n'a laissé que quelques mois... et qui ont vécu des années.

J'en ai connu.

J'en ai aimé.

Certains ne sont plus là aujourd'hui, mais ils ont défié les pronostics pendant bien plus longtemps que ce qu'on leur avait prédit.

Ça, personne ne peut l'effacer.

Et c'est ce que je choisis de garder en tête : qu'il y a des corps qui résistent, des âmes qui s'accrochent, et des histoires qu'on pensait impossibles... mais qui se réalisent quand même.

Tant qu'il y a de la vie, il y a de l'espoir.

*L'espoir, ce n'est pas croire que tout ira bien. C'est croire que, peu importe ce qui arrive, je trouverai la force de continuer.*

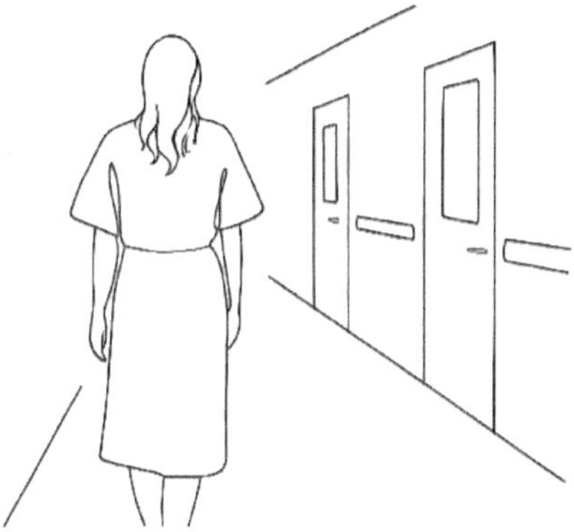

*Chapitre 7*

# L'UNITÉ D'ONCOLOGIE

Nous sommes le vendredi 13 décembre 2019.

Il fallait que le jour où je mets les pieds pour la toute première fois sur une unité d'oncologie soit un vendredi 13.

Évidemment.

J'essaie de ne pas me laisser influencer par la superstition, mais avouons que c'est un peu ironique. Je choisis d'en rire en montant au troisième étage de l'hôpital, le cœur un peu trop lourd.

Ce matin, je dois passer un bilan sanguin complet, puis rencontrer l'oncologue qui prendra en charge mon dossier. C'est aujourd'hui que les choses se concrétisent.

Mon conjoint m'accompagne. Il attend cette rencontre avec autant d'impatience et d'inquiétude que moi.

Le mot "cancer" devient un peu plus réel à chaque pas que je fais dans cette aventure.

C'est aujourd'hui que je vais savoir quand débutera la chimiothérapie. Et c'est terrifiant. Je n'aurais jamais cru me retrouver dans cette situationé

Pas à 32 ans.

Pas après avoir donné naissance à deux enfants.

En marchant dans les couloirs, je ne vois que des patients âgés. J'ai l'impression d'être un ovni dans ce monde parallèle. Je cherche désespérément un regard, un visage, une silhouette dans la trentaine ou la quarantaine. Juste quelqu'un à qui m'identifier. Mais non. Je suis la seule. Et les regards me le rappellent. Ils sont doux, compatissants, pleins d'empathie. C'est gentil. Mais ça me brise un peu plus.

Je me sens minuscule.

J'ai peur.

J'ai de la peine.

Heureusement, je peux me raccrocher à l'épaule de mon amoureux, qui me murmure que tout va bien se passer.

## LES PRÉLÈVEMENTS SANGUINS

J'arrive au petit local des prélèvements, juste en face du poste des secrétaires. Deux infirmières m'y accueillent avec chaleur et bienveillance. Je prends place dans l'un des fauteuils en cuir. L'une d'elles se présente doucement, puis commence à prélever plusieurs tubes de mon sang. Routine pour elle, mais pas pour moi.

Une fois les prélèvements terminés, je retourne m'asseoir dans la salle d'attente. Avant chaque traitement de chimiothérapie, on doit vérifier que le corps est assez fort pour encaisser le coup. Un simple test sanguin permet de voir si les globules blancs sont suffisants. Si le taux est trop bas, ce qu'on appelle une neutropénie, la chimio est reportée.

D'habitude, la prise de sang est faite deux ou trois jours avant le traitement, le temps d'analyser les résultats et d'adapter le protocole au besoin. Aujourd'hui, c'est le début de cette nouvelle réalité. Ce sera ma routine pour les mois à venir.

Les prises de sang peuvent aussi permettre de mesurer ce qu'on appelle des marqueurs tumoraux. Ce sont des substances produites par les cellules cancéreuses (ou par le corps en réponse à un cancer), et leur présence ou leur élévation peut parfois donner des indices sur l'évolution de la maladie.

Ce n'est pas une preuve en soi, mais plutôt un indicateur parmi d'autres, qui aide les médecins à surveiller certains types de cancers.

Je n'ai même pas le temps de me poser que mon nom résonne déjà dans l'interphone.

## L'ONCOLOGUE

Le bureau de l'oncologue est tout au fond du corridor, juste avant la pharmacie d'oncologie. J'ai littéralement des palpitations en m'y rendant. Chaque pas me semble peser une tonne.

Je pousse doucement la porte.

De l'autre côté se trouve une femme pétillante, aux longs cheveux bruns foncés ondulés et au sourire contagieux. Son accueil est d'une chaleur humaine réconfortante. Instantanément, je sens une partie de la tension fondre dans mon ventre.

À peine quelques minutes après les présentations, elle me dit, sur un ton bienveillant :

– « Vos examens complémentaires sont tous beaux. Il n'y a pas de signe de métastase. »

Le soulagement est instantané. J'ai envie de pleurer, mais cette fois, ce serait des larmes de gratitude.

Je sais, j'ai de la chance. Beaucoup de femmes n'ont pas cette chance-là.

Les métastases, c'est quand le cancer quitte son point de départ et se propage ailleurs dans le corps, souvent vers les os, le foie, les poumons ou le cerveau. À ce stade, la maladie n'est plus considérée comme guérissable, seulement traitable. Stade 4.

Je n'ose même pas imaginer ce que les personnes ressentent à cette étape. J'ai envie de leur crier que je pense à elles. Que je mesure chaque parcelle de cette bonne nouvelle.

Il existe quatre stades principaux de cancer, numérotés de 1 à 4.

Le stade 1 correspond à un cancer localisé, de petite taille, sans propagation.

Le stade 2 indique une tumeur plus grosse ou des signes précoces d'atteinte aux ganglions.

Le stade 3 signifie que le cancer est avancé localement, souvent avec des ganglions atteints ou une tumeur importante.

Et le stade 4, c'est le stade métastatique : le cancer s'est propagé à distance, dans d'autres organes.

À cela s'ajoutent parfois des sous-catégories (comme 3A, 3B, 3C) qui précisent l'étendue exacte selon la taille de la tumeur, les ganglions atteints ou non, et d'autres facteurs.

Avec une tumeur massive et un cancer de type triple négatif (TNBC), c'est un stade avancé, agressif, mais ça aurait pu être bien pire.

Mon cœur, quant à lui, est en bonne condition pour supporter la chimiothérapie. Selon la ventriculographie, aucun souci de ce côté. On peut donc enclencher les traitements rapidement.

L'oncologue se lève et sort un instant du bureau. On l'entend dans le corridor, téléphone en main, en train d'organiser mon premier rendez-vous. Elle mentionne que je suis jeune, et qu'il serait bien de commencer rapidement. Elle revient quelques minutes plus tard, radieuse :

– « On vous attend dans trois jours ! »

Je hoche la tête, à moitié soulagée, à moitié terrifiée. Oui, c'est rapide, et c'est une excellente chose. La tumeur grossit chaque jour, et il faut agir. Mais tout se bouscule.

Trois jours.

Juste assez pour respirer un peu. Pas assez pour tout planifier.

Je n'ai aucune idée comment on va organiser la vie à la maison.

Deux jeunes enfants.

Un mari au travail.

Pas de service de garde.

On improvisera. On prendra les choses une journée à la fois. C'est tout ce qu'on peut faire, non ?

Elle m'explique que je vais commencer la chimiothérapie lundi matin.

Elle me précise toutefois un point important, un peu moins rassurant. La chimiothérapie, en plus des effets secondaires bien connus comme la fatigue, les nausées ou la perte de cheveux, peut entraîner des effets secondaires tardifs, parfois graves : des troubles cardiaques, des atteintes pulmonaires ou, plus rarement, l'apparition d'un cancer secondaire comme une leucémie. Ce n'est pas fréquent, mais ça fait partie des risques. Et en tant que patiente, je dois être pleinement informée avant de signer.

Dans mon cas, la tumeur progresse vite. Mon cancer est agressif. Et je suis prête à foncer, peu importe les obstacles. J'ai peur de mourir. Je veux l'attaquer au plus vite.

Elle m'indique ensuite que l'équipe de pharmacologie oncologique prendra le temps de tout m'expliquer en détail dès la fin de notre rencontre. Ce sont eux qui me parleront des médicaments, de leur fonction, des réactions possibles, et des outils mis à ma disposition pour soulager les effets secondaires. Étant donné mes antécédents de réactions allergiques, ils pourront aussi ajuster certains protocoles au besoin. Ils me remettront les prescriptions nécessaires pour les prochaines semaines.

Le plan est clair. Ce sera 16 semaines de chimiothérapie néoadjuvante. Néoadjuvante, ça veut dire "avant la chirurgie". Certains cas de cancer du sein commencent par l'opération. Pas moi. Après les 16 semaines de traitement, quelque part en avril, une pause d'environ un mois me permettra de laisser mon système immunitaire souffler un peu avant la chirurgie. Idéalement, le test génétique sera effectué dans cet intervalle. Les résultats seront acheminés à la chirurgienne pour qu'elle puisse adapter son plan si nécessaire.

La mastectomie devrait avoir lieu vers le début du mois de mai. Puis viendra le rapport de pathologie, qui révélera s'il restait encore des traces de cancer dans mon sein après les traitements. C'est là qu'on saura si une radiothérapie est requise. On envisagera aussi, selon le cas, une chimiothérapie par voie orale ou des traitements d'immunothérapie. Chaque étape dépendra du déroulement de la précédente.

Et là, je ne peux plus retenir ma question. Celle qui me brûle les lèvres depuis le tout début...

## LE PRONOSTIC INITIAL

– « Quel est mon pronostic ? Est-ce que je vais mourir ? »

Elle me regarde, doucement, avec cette même humanité qui m'avait rassurée à son arrivée.

– « Je ne donne jamais de pronostics. Chaque cas est unique. Chaque corps réagit différemment. Mais j'ai bon espoir que tout se passe bien. »

Sa réponse est sobre, honnête, mais porteuse d'un espoir réel. Et pour la première fois depuis des mois, j'ai confiance.

L'équipe d'oncologie, jusqu'à maintenant, me redonne foi en notre système de santé. Elles sont compétentes, humaines, présentes. Je ne suis pas un numéro. Je suis une personne, avec un nom, une vie, des enfants. Et à leurs yeux, ça semble compter.

Je trouve sa réponse absolument parfaite, même si, au fond de moi, je m'attendais à entendre des chiffres concrets. Mais... pourquoi donner un pronostic aux patients ? Qu'est-ce que cela peut bien leur apporter, sinon une angoisse supplémentaire ? Est-ce réellement sain de dire à quelqu'un qu'il lui reste un an à vivre ?

Il y a des choses que même les meilleurs médecins ne peuvent pas savoir avec certitude. Notre mort en fait partie.

Ils peuvent s'appuyer sur des statistiques, des moyennes, des pourcentages... mais la vie ne fonctionne pas selon des moyennes. Chaque être humain est unique. Chaque corps, chaque cancer, chaque chemin de guérison aussi. Et il y a surtout une chose que la médecine classique comprend encore très peu : la puissance du mental. Le rôle de l'esprit. Le pouvoir des pensées.

Je pense à cette personne de mon entourage à qui on avait donné quelques jours à vivre, alitée en soins palliatifs, au plus sombre de la maladie. Il était dans son lit de mort, faible, le regard absent, prêt à partir. Puis, un jour, il s'est levé. Il a dit non. Il n'était pas prêt à mourir. Et il est sorti de l'hôpital. Des années plus tard, il était toujours en vie.

Ce n'est pas un film. C'est arrivé. Pour vrai. Et je me répéterai cette histoire aussi souvent qu'il le faut pour ne jamais perdre espoir. Parce que personne ne peut me dire que je vais mourir. Et même si c'était écrit quelque part, rien ne dit que ce serait à cause du cancer. On peut passer des années à craindre une récidive et tout perdre dans un accident absurde.

La vie est fragile, puissante, imprévisible.

Alors oui, je suis heureuse de ne pas avoir eu de pronostic, parce que je peux créer mon propre pronostic.

## LA PHARMACO-ONCOLOGIE

Après la rencontre avec l'oncologue, je me rends au bureau de pharmaco-oncologie.

L'équipe de pharmaco-oncologie joue un rôle essentiel dans le parcours de traitements. Ce sont eux qui analysent les moindres détails des médicaments prescrits, ajustent les doses selon notre condition physique et s'assurent qu'il n'y ait pas d'interactions problématiques.

Leur mission : faire en sorte que les traitements soient non seulement efficaces, mais aussi les plus sécuritaires et tolérables possible.

Lors de cette première rencontre, on me remet toute la trousse technique : les traitements à venir, leurs effets secondaires possibles, les médicaments qui les accompagneront, les protocoles à suivre, quoi manger, quoi ne pas manger, comment reprendre des forces, etc.

Chimiothérapies, injections de Grastofil pour stimuler les neutrophiles, anti-nauséeux, dexaméthasone, corticoïdes... la liste de traitements est longue. Pour une fille qui ne prend même pas de Tylenol, c'est vertigineux.

J'expliquerai tout ça plus en détail dans le chapitre sur la chimiothérapie. Pour l'instant, je me contente de retenir ceci : c'est un tsunami qui s'en vient, et je ferais mieux d'économiser mes forces.

## L'INFIRMIÈRE PIVOT

Je termine mon passage à l'unité d'oncologie avec la rencontre de l'infirmière pivot. Elle sera ma personne-ressource tout au long du processus. C'est elle que je pourrai appeler en cas d'inquiétude ou de besoin, c'est elle qui me guidera dans les détails logistiques, les craintes, les démarches. Elle est douce, rassurante, et prend aussi un moment pour discuter avec mon conjoint. Je trouve ça précieux. Elle nous remet un petit passeport d'oncologie, un carnet à l'allure de carnet de vaccination, avec mes rendez-vous, mes contacts d'urgence, et les infos importantes à garder sur moi en tout temps.

Après presque quatre heures sur l'unité, je suis épuisée. Épuisée, mais soulagée. J'ai été bien accueillie. J'ai été écoutée. J'ai été informée. Et malgré l'énormité de ce qui m'attend, je sens que je suis entre bonnes mains. Il me reste maintenant un seul week-end. Trois petites journées de répit avant que la tempête ne s'abatte.

Trois jours pour dire au revoir à la vie d'avant.

*On pense que tout repose sur la médecine, mais ce sont souvent les regards, les sourires, les petites phrases humaines qui nous tiennent debout.*

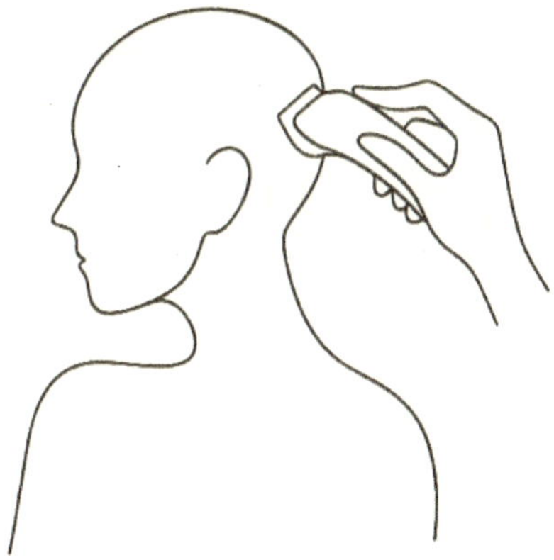

*Chapitre 8*

# LES CHEVEUX

Il y a quelque chose de presque sacré dans la chevelure d'une femme. Ce n'est pas juste esthétique. C'est une armure invisible. Un repère. Un geste familier du quotidien.

C'est le reflet de nos humeurs, de nos ruptures, de nos renaissances.

On les coiffe, on les attache, on les colore, on les coupe sur un coup de tête. On leur donne du sens. On les fait parler à notre place.

Perdre ses cheveux, ce n'est pas seulement perdre une part de soi. C'est se retrouver nu. C'est être exposé. C'est être vu sans filtre, sans camouflage.

Et dans ce regard cru que les autres posent sur nous, il y a souvent de la gêne, de la pitié, ou ce silence pesant qu'on ne sait pas trop comment décoder.

Mais peut-être que c'est aussi là, dans cette mise à nu totale, qu'on découvre une version de soi encore plus vraie. Plus brute. Plus libre.

Peut-être qu'en perdant mes cheveux, je m'apprête à gagner autre chose. Quelque chose de plus précieux que ce que je croyais avoir perdu :

La force de me regarder en face.

La puissance tranquille du courage.

L'amour brut, inconditionnel, de ceux qui me voient encore belle, même dans le chaos.

Après la journée d'hier et la tornade d'émotions à l'unité d'oncologie, j'ai enfin dormi. Un sommeil dense, réparateur. Et ce matin, je me sens prête. Prête à affronter l'inévitable.

On me l'a répété cent fois : la chimio fait tomber les cheveux. C'est l'un des symboles les plus visibles du cancer. Celui qu'on ne peut pas cacher. Celui qui crie au monde entier :

« Je suis malade ».

J'ai toujours porté mes longs cheveux foncés. Une queue de cheval haute, bien serrée. Une fois, j'ai osé une coupe au menton... et j'ai détesté. La repousse m'a semblé interminable.

Il y a des femmes qui essaient les casques réfrigérants pour ralentir la chute. Je comprends. Mais dans mon cas, avec la dose de poison qu'on va m'injecter... c'est peine perdue. Je ne veux pas mettre d'énergie là-dessus.

Je me prépare à perdre ce que je croyais être essentiel... pour mieux me reconstruire.

Le cancer du sein, ça ne prend pas juste les seins. Ça attaque l'image. La féminité. L'évidence de ce qu'on renvoie au monde. Et quand les cheveux tombent, il ne reste plus rien pour adoucir le choc.

Et malgré tout, j'essaie de le voir autrement. C'est une étape, un passage obligé vers la vie.

Le jour où mon crâne sera nu, ce sera le signe que les cellules à croissance rapide s'effondrent, et que les cellules cancéreuses se font détruire. Alors, peut-être que ce ne sera pas une perte.

Peut-être que ce sera un début.

Je suis le genre de personne qui aime garder le contrôle. Organiser, prévoir, comprendre. Mettre de l'ordre dans le chaos. Mais avec le cancer, tout ce sentiment de maîtrise m'a glissé entre les doigts. Le contrôle, je l'ai perdu. Mon corps est devenu un champ de bataille, envahi par des cellules qui n'avaient pas été invitées, des intrus qui se sont installés sans qu'on les arrête.

Depuis un an, je tente tant bien que mal de sortir de cette spirale de troubles de santé qui m'affaiblit lentement, mais plus le temps passe, plus j'ai cette impression douloureuse que la maladie gagne du terrain.

Et pourtant, au milieu de tout ce que je ne peux plus contrôler, il reste une chose sur laquelle je peux encore poser un choix. Une seule. Mes cheveux. Je refuse de les regarder tomber doucement au fil des traitements, de les retrouver éparpillés sur l'oreiller, coincés entre mes doigts ou traînants sur le plancher de la salle de bain. Je refuse cette lente agonie, cette perte silencieuse. Alors j'ai décidé de me raser la tête avant même de commencer la chimiothérapie. Parce que cette décision, au moins, viendra de moi.

Ce sera mon geste.

Mon timing.

Mon pouvoir.

Et je crois sincèrement que ce sera moins violent, moins choquant, pour moi, mes enfants et mes proches, s'ils me voient le faire de manière assumée, dans un moment que j'aurai choisi.

Je ne veux pas que ce soit un geste triste, solitaire ou dramatique. Au contraire. J'ai décidé d'organiser un party. Un vrai. Demain, on va se rassembler, dans un dimanche pas comme les autres. Une poignée de gens que j'aime, ceux qui vivent tout près, ceux qui comptent. On va se retrouver dans ma cuisine, là où la vie bat son plein au quotidien, et ensemble, on va accueillir cette étape comme un passage. Une amie photographe m'a proposé de venir immortaliser l'instant. Je trouve l'idée belle, presque symbolique. J'ai envie de garder un souvenir de cette journée où j'entame la bataille de ma vie. Pas une photo de maladie. Une photo de courage.

Je sens bien que certains sont un peu mal à l'aise. Ce n'est pas tous les jours qu'on est invité à venir raser la tête d'une amie qui commence la chimiothérapie. Alors, comme souvent quand les choses deviennent trop lourdes, je prends sur moi pour détendre l'atmosphère. Je fais des blagues, je ris, j'essaie de rendre l'instant aussi léger que possible, pour eux, mais aussi pour moi. On mange un morceau, on jase, on s'amuse.

Et quand je sens que le moment est venu, je prends mon courage à deux mains. Je tends les ciseaux, puis la tondeuse. Un à un, mes proches s'approchent et participent à leur manière à ce rituel un peu fou, un peu sacré.

Je regarde mes mèches tomber, une à une, au sol. Et, étrangement, je ne ressens pas de tristesse. Plutôt une forme de soulagement. De paix. Ce n'est pas une défaite, c'est une déclaration. Un choix. Une manière de dire à la maladie qu'elle ne décidera pas de tout. C'est moi qui fais le premier geste. C'est moi qui mène la danse.

Alors que la plupart des femmes autour de moi prennent rendez-vous chez le coiffeur pour se refaire une beauté en prévision des partys de Noël, moi, je fais exactement l'inverse. Je rase ma tête. Ce geste, aussi radical soit-il, est ma manière bien à moi de reprendre un semblant de contrôle sur cette maladie qui, depuis le début, s'impose sans demander la permission. C'est un acte de résistance silencieux, une façon de dire que, même si je ne peux pas empêcher ce qui s'en vient, je peux au moins choisir la manière dont ça commence.

C'est mon amoureux qui donne le premier coup de ciseaux. On rit un peu, nerveusement, puis nos regards se croisent et une larme glisse sans qu'on l'arrête. Une larme d'amour, de peur, de tendresse. On rit encore, juste après, comme pour ne pas sombrer. Et puis un autre coup, une nouvelle mèche s'envole et vient rejoindre la première sur le sol. Et encore une. Les poignées de cheveux s'accumulent doucement, comme les pages d'un chapitre qu'on tourne à contrecœur, mais avec courage.

Face à moi, un grand miroir me renvoie mon reflet. Je regarde, sans détour. Je m'attendais à un choc brutal, à un effondrement intérieur, mais il n'en est rien. Étrangement, je me sens bien. Étrange, oui, un peu fragile, mais pas détruite. Ce n'est pas de la peine que je ressens, c'est autre chose, quelque chose de plus subtil, presque noble.

Mèche après mèche, mon armure prend forme.

Je ne deviens pas moins femme, je deviens une femme en mission.

Et cette mission, c'est la mission d'une vie.

Ma fille, curieuse et amusée, s'approche avec enthousiasme. Elle coupe quelques mèches, fière de participer à sa manière à ce moment si particulier. Ses yeux brillent de cette innocence lumineuse qui rend tout plus doux.

Mon petit garçon, lui, reste en retrait. Du haut de ses trois ans, il ne comprend pas très bien ce qui se passe. Il observe, silencieux, le regard un peu inquiet. Voir maman perdre ses longs cheveux semble l'atteindre d'une manière qu'il ne sait pas encore nommer. Je sens son malaise, et un petit pincement me serre le cœur. Mais je sais qu'il finira par s'y faire.

Les enfants s'adaptent si vite, surtout quand les adultes leur montrent que les choses peuvent aller bien, même lorsqu'elles changent. Alors je lui souris doucement, je lui tends la main, je lui glisse quelques mots tendres. Je veux qu'il sente que ce moment n'est pas une perte, mais une transformation. Il finit par esquisser un sourire timide. Il n'est pas encore tout à fait rassuré, mais il est là, et je sens qu'il commence, à sa façon, à apprivoiser l'image d'une maman différente.

Puis vient le tour de ma mère.

Elle s'approche avec cette émotion discrète qu'on se connaît si bien. On a toujours été sensibles, toutes les deux, mais on a aussi cette capacité à rire au milieu des larmes, à alléger les moments les plus lourds en se tenant la main dans le silence.

Elle coupe quelques mèches, lentement, comme si chaque geste était chargé de tendresse. Et comme toujours, on trouve le moyen de dédramatiser, de rire un peu entre deux soupirs, de se rappeler que la vie continue, même au cœur de l'épreuve.

Être entourée d'eux me fait un bien fou. Chaque personne, à sa manière, participe à ce rituel improbable, et je sens une énergie circuler dans la pièce, presque palpable. C'est doux, c'est chaud, c'est fort. Mes cheveux sont maintenant très courts. Et contre toute attente, je ne suis pas troublée. En fait, c'est même beaucoup moins pire que ce que je m'étais imaginé. Mon reflet ne me choque pas. Il me semble presque familier, comme si cette version de moi avait toujours existé, en attente d'être révélée.

Le ciseau laisse place au rasoir. Une vibration légère contre mon crâne, quelques secondes de silence suspendu, et le petit pouce de cheveux restants disparaît.

Ça y est. Pour la première fois de ma vie, j'ai la tête entièrement rasée. Et alors que je m'étais préparée à vivre un choc, une douleur, un effondrement... ce n'est pas du tout ce qui se produit.

Je me trouve belle. Puissante. Authentique. Fière.

Comme si quelque chose de profondément vrai venait enfin de se montrer. Et je le pense sincèrement : je ne porterai pas de perruque pendant mes traitements. Ce style assumé, presque audacieux, réveille en moi un vieux feu. J'ai toujours eu un petit côté rebelle que j'ai rarement osé afficher, et là, soudainement, il s'impose. Il prend sa place. Et ça me fait du bien.

Mes proches me répètent que ça me va à merveille. Leurs mots, leurs regards, leur sincérité... tout ça m'aide à intégrer cette nouvelle image de moi. Elle est différente, oui, mais elle est vraie. Elle est vivante. Ce ne sont que des cheveux. Des cheveux, ça repousse.

Et dans cette perte, je vois maintenant des bénéfices inattendus. Plus besoin de shampoing, de séchoir, de fer plat pour dompter le volume. Fini les heures passées à tenter de rendre mes cheveux « présentables ».

À partir d'aujourd'hui, ce sera simplicité, légèreté, liberté. Et pendant la repousse, je vais passer par toutes les longueurs possibles. Une occasion parfaite pour tester chaque coupe, chaque style. Qui sait, peut-être que je vais en découvrir un qui me colle encore mieux à la peau que les précédents. Mais au fond, tout ça reste secondaire. Je me suis promis de ne pas m'en faire avec l'aspect physique de la maladie. Je me bats pour ma vie, et c'est ça qui compte.

Une amie très chère m'a déjà partagé un conseil précieux, des mots qu'elle tenait d'un psychologue, et qui m'accompagnent depuis dans les moments les plus sombres :

« Est-ce que ton angoisse va changer quelque chose à la situation ? Non. Le fait de vivre dans la peur ne va pas effacer le passé ni changer le futur. Ça ne va que rendre le présent plus difficile. »

Alors, quand l'angoisse revient me serrer la gorge, je m'arrête. Je respire. Je ne refoule pas mes émotions. Je les vis, pleinement, parfois intensément. Mais ensuite, je retourne dans cette zone intérieure où je sais que le seul espace que je peux vraiment habiter... c'est ici. Maintenant. Le présent. C'est la seule chose sur laquelle j'ai encore du pouvoir.

Et aujourd'hui, je ne pleure pas la perte de mes cheveux. Je célèbre la vie. Je célèbre le fait que je sois encore là, debout, entourée des gens que j'aime, assez vivante pour ressentir, pour rire, pour aimer. Je regarde mes enfants courir dans la maison, leurs éclats de rire remplissant chaque coin de la pièce. Je serre mon conjoint dans mes bras, le cœur plein de gratitude envers cet homme doux, attentionné, profondément humain, que la vie a mis sur ma route. Et je savoure, dans chacune de mes cellules, cette force intérieure nouvelle, ce courage qui me traverse et me prépare à affronter l'inimaginable.

À cet instant précis, je me sens invincible.

Je ne vais pas mourir.

Je vais reprendre le contrôle de mon corps.

La bataille commence dans moins de vingt-quatre heures.

*Ce ne sont pas les cheveux qui font la femme. C'est la force qui s'allume dans son regard quand elle refuse de baisser les bras.*

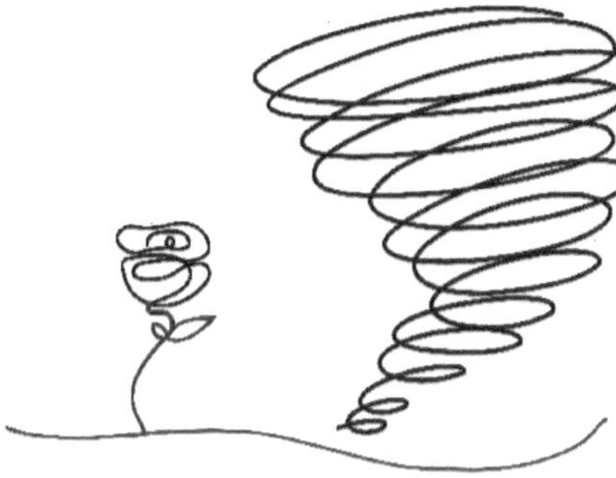

*Chapitre 9*

# AVANT LA TEMPÊTE

Lundi approche. Le fameux jour 1.

Une drôle d'attente, suspendue entre peur et résignation.

Vendredi dernier, j'ai rencontré l'équipe de pharmaco-oncologie pour une séance d'explications détaillées.

Le protocole.

Les effets secondaires.

Les ajustements possibles.

Tout ce qu'on tente d'intégrer du mieux qu'on peut, même si, au fond, rien ne nous prépare vraiment à ce genre de réalité.

## LE PROTOCOLE

Mon protocole est clair sur papier : huit traitements de chimiothérapie répartis sur quatre mois.

Les quatre premiers seront des traitements de type AC, administrés aux deux semaines, en format dose dense. Suivront ensuite quatre autres traitements, cette fois avec le Taxol, également en dose dense. Si tout se passe comme prévu, cette première phase se terminera en avril. Je devrais ensuite bénéficier d'un mois de pause avant la chirurgie, prévue quelque part en mai.

Dose dense signifie qu'on administre une plus grande concentration de médicament, dans un laps de temps plus court. C'est une stratégie agressive pour la tumeur, mais aussi pour le corps. L'objectif est de frapper vite et fort, afin de pouvoir passer à l'opération plus rapidement.

Certaines équipes privilégient cette approche, d'autres préfèrent y aller plus doucement, selon la tolérance du patient. Ce que je retiens surtout, c'est qu'il n'y a pas de parcours standard. Chaque décision repose sur un fragile équilibre entre ce qu'il faut détruire... et ce que le corps est capable de supporter.

Le Taxol, par exemple, est souvent administré en douze petites doses hebdomadaires. Mais dans mon cas, ce sera en quatre doses condensées, une fois toutes les deux semaines. La version classique s'étale sur trois mois. Le format condensé, lui, me permettra de traverser cette étape en deux. Par contre, chaque traitement durera près de cinq heures.

Ce ne sera pas une visite de routine.

Ce sera un marathon.

Et qui dit dose dense dit aussi un risque d'effets secondaires plus marqués. Le corps encaisse plus fort. Parfois trop. Si les réactions deviennent ingérables, il faudra réévaluer, ajuster. Encore une fois, tout dépendra de ma tolérance. C'est une danse étrange entre le protocole et l'inconnu.

## LES EFFETS SECONDAIRES

C'est la pharmacienne qui m'a présenté le portrait global. Accompagnée de son assistante, elle m'a expliqué calmement à quoi ressembleraient les traitements... et surtout, ce que je devais attendre de leurs effets. Un mélange de rigueur clinique et d'humanité douce. C'était rassurant, sans me bercer d'illusions.

La première chose qu'elle a abordée, ce sont les nausées et les vomissements. L'image typique qu'on associe tous à la chimiothérapie. Ils peuvent apparaître dans les heures suivant l'injection, ou parfois plus tard, au fil des jours.

Elle m'a ensuite parlé de la chute des cheveux. Bien sûr, j'avais déjà intégré cette réalité. Je m'y étais préparée, je l'avais même affrontée de front en me rasant la tête. Mais elle a aussi mentionné la perte probable des sourcils, des cils, et de la majorité de la pilosité corporelle, qui arriverait un peu plus tard. Ce détail-là m'a frappée plus fort. Je ne l'avais pas encore totalement absorbé. Je me suis demandé ce que ça changerait dans mon visage, dans ma perception de moi-même.

Perdre ses cheveux, c'est une chose. Mais perdre tout ce qui encadre notre regard... ça, c'est autre chose.

Et puis, elle a énuméré la suite. Perte d'appétit. Fatigue. Diarrhée ou constipation. Douleurs à la bouche (mucosite).

Réactions cutanées. Maux de tête. Chaque symptôme a son propre traitement, son propre réflexe à adopter. Si la bouche me fait souffrir, un gargarisme spécifique pourra aider. Si la peau réagit, des crèmes seront prescrites. Mais il faudra rester vigilante, ne rien banaliser.

Ce qu'elle m'a répété avec le plus de sérieux, c'est l'importance d'agir immédiatement en cas de fièvre. Une simple température de 38,0 °C pendant plus d'une heure, ou une poussée soudaine à 38,3 °C, et c'est direction urgence, sans attendre. Mon système immunitaire va s'effondrer, et dans cet état, une infection peut devenir très dangereuse. Il faudra que je sois à l'écoute du moindre frisson, du plus petit inconfort. Ce qui était autrefois anodin deviendra peut-être un signal d'alerte.

En parlant d'infections, on m'a aussi conseillé d'éviter certaines habitudes du quotidien qui, jusque-là, ne m'avaient jamais semblé risquées. Comme utiliser un rasoir à lame, par exemple. Une simple coupure pourrait suffire à ouvrir la porte à des bactéries contre lesquelles mon corps ne pourra plus se défendre. Il faudra également faire attention aux égratignures, aux brûlures de cuisine, aux petites blessures négligées. Tout devra être nettoyé, désinfecté, surveillé.

Côté alimentation, les règles ressemblent à celles qu'on recommande aux femmes enceintes. Exit la viande crue ou saignante, les sushis, les œufs non cuits, les fromages à pâte molle non pasteurisés, les aliments contenant des probiotiques actifs. Même le pamplemousse est à proscrire en raison de ses interactions avec plusieurs médicaments. Je devrai laver mes fruits et légumes avec soin, éviter les buffets douteux, les mets réchauffés à moitié, les lieux où l'hygiène laisse à désirer.

Mon corps va devenir un désert immunitaire. Je dois l'aider à traverser sans croiser trop de tempêtes.

Et au fond, c'est peut-être ça, la chimiothérapie : une longue traversée entre vigilance et acceptation. Il ne s'agit pas de vivre dans la peur, mais de marcher les yeux ouverts, chaque geste pensé, chaque réaction écoutée. C'est un contrat fragile entre mon corps et moi. Et à partir de maintenant, chaque détail compte.

## LA MÉDICATION

On m'a aussi expliqué comment se déroulera mon tout premier traitement de chimiothérapie. Il durera environ deux heures, et commencera par une injection de dexaméthasone, un puissant anti-inflammatoire stéroïdien qu'on appelle souvent par son surnom : Décadron. C'est lui qui viendra préparer mon corps à encaisser le traitement, et ce même médicament m'accompagnera ensuite sous forme de comprimés à la maison, pendant quelques jours.

Avant même que le produit de chimiothérapie ne soit injecté, on me donnera également des anti-nauséeux à avaler, pour tenter de calmer la tempête avant qu'elle ne se lève. Ensuite, je devrai poursuivre le traitement des nausées à domicile, avec deux types de comprimés : un corticostéroïde, à prendre durant les premiers jours, et un second médicament à utiliser dès l'apparition des nausées.

Si les symptômes sont trop présents malgré tout, je devrai les appeler pour ajuster la prescription.

C'est un domaine d'adaptation constante : ce qui fonctionne pour une personne peut être totalement inefficace pour une autre. Rien n'est figé.

Puis viendra le cœur du traitement. Un liquide rouge, vif, presque fluorescent, qui s'écoulera lentement dans mes veines. Ce rouge-là, c'est le fameux AC, un mélange de deux agents chimiothérapeutiques puissants. On m'a prévenue : il doit absolument rester dans la veine. Si je ressens le moindre picotement, une sensation de brûlure dans le bras, je dois alerter immédiatement. Si le produit venait à sortir de la veine, il pourrait causer des lésions graves.

Une fois l'administration terminée, on me passera un soluté pour rincer les veines. Comme pour refermer la parenthèse chimique. Ensuite, je pourrai retourner à la maison. Me reposer. Et écouter mon corps, en attendant les premiers signes.

On m'a aussi parlé d'une injection que je devrai administrer à la maison après chaque traitement : le Grastofil, un médicament destiné à stimuler la moelle osseuse afin qu'elle produise davantage de globules blancs. En clair, il aide à reconstruire le système immunitaire, démoli par la chimiothérapie.

Quand les globules blancs chutent trop bas, le corps devient une cible ouverte. Une simple grippe peut se transformer en menace réelle. Et si ce taux devient trop critique, le traitement suivant peut être repoussé, ce qui n'est pas envisageable quand on a deux jeunes enfants à la maison, deux petites boules d'amour pleines de microbes. Le Grastofil me donnera une chance de rester dans la course.

C'est une injection abdominale, que je recevrai pour la première fois avec l'aide du CLSC. On m'expliquera comment la faire correctement et, si je me sens à l'aise, je pourrai ensuite gérer les injections moi-même à la maison. Ce médicament peut entraîner des douleurs osseuses ou musculaires, comme si le corps s'activait trop fort, trop vite. Heureusement, il paraît que le Claritin, que je prends déjà pour mes allergies, est souvent efficace pour apaiser ces symptômes. Un détail qui, étrangement, me rassure.

## DURANT LE TRAITEMENT

Durant les traitements, je peux manger, boire, lire, écouter de la musique ou simplement fermer les yeux. Je peux aller à la salle de bain si j'en ai besoin, et je suis même autorisée à être accompagnée. Juste une main posée sur la mienne, un regard rassurant... ça aide à traverser les longues heures qui s'étirent dans la salle.

Certaines personnes sont capables de conduire après un traitement. D'autres non. Cela dépend du type de médication administrée, mais aussi de la manière dont notre corps y réagit.

J'ai maintenant toutes les informations entre les mains. Les dates sont fixées. Les médicaments sont prêts.

C'est un départ dans 3... 2... 1...

*Me voilà, debout face aux flammes, le cœur qui tremble, prête à marcher droit dans l'incendie. Parfois, survivre, c'est simplement oser avancer vers ce qu'on redoute le plus.*

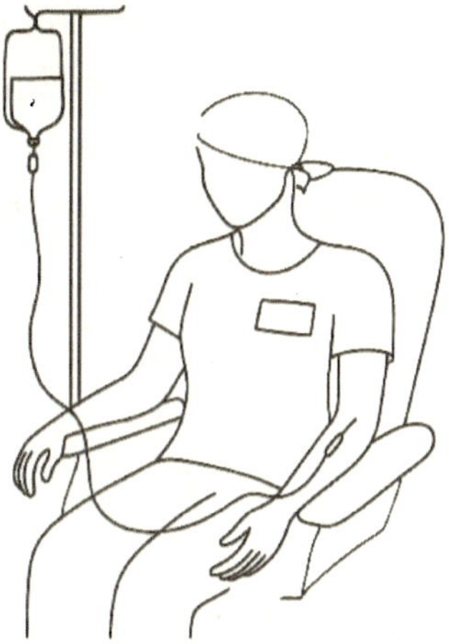

*Chapitre 10*

# AC, JOUR 1

Mon conjoint est à mes côtés aujourd'hui. Je tenais absolument à ce que ce soit lui qui m'accompagne pour ce premier traitement.

J'ai terriblement peur.

Je ne sais pas comment mon corps va réagir, quels effets secondaires m'attendent, ni si ce traitement fonctionnera pour détruire ce cancer qui s'est incrusté en moi.

On vient de me transmettre une tonne d'informations que j'essaie encore d'assimiler. Je repasse mentalement les détails, j'essaie de me préparer, physiquement et mentalement.

Ce matin, j'ai pris le temps de manger un bon petit déjeuner complet. J'ai aussi préparé un sac : quelques collations, une bouteille d'eau, un livre et mon cellulaire avec des épisodes d'une série Netflix que je veux enfin commencer.

C'est aussi la toute première fois que je sors en public avec le crâne rasé. Et ça, c'est intimidant. J'ai l'impression que chaque regard croisé pose une question silencieuse. Ce n'est pas commun de voir une jeune femme avec le crâne nu. Je sens que les gens regardent. Même s'ils ne disent rien.

On arrive à l'unité d'oncologie une vingtaine de minutes à l'avance. Je ne veux surtout pas être en retard. À l'accueil, on m'indique d'aller inscrire mon nom sur une feuille au bureau infirmier, puis de retourner en salle d'attente. Mais à peine en chemin, une infirmière m'aperçoit et me dit qu'elle est déjà prête à m'accueillir.

Mon cœur s'emballe. Ça devient soudain trop concret, trop rapide. J'ai envie de faire demi-tour, de fuir en courant jusque chez moi. Me blottir sous mes couvertures. Échapper au poison qu'on s'apprête à m'injecter.

On commence par prendre mon poids, puis je suis invitée à m'installer dans un des fauteuils de traitement. La pièce est petite, simple, presque impersonnelle. Trois fauteuils inclinables en cuir bourgogne. Un petit bureau contre le mur sert de poste à l'infirmière responsable de la salle.

Sur l'un des fauteuils devant moi, un homme dans la cinquantaine lit son journal en buvant un café, pendant qu'un liquide clair s'écoule dans ses veines. J'avoue que cette première image me rassure. D'abord, je ne suis pas entourée uniquement de personnes âgées. Je me sens un peu moins seule. Ensuite, il n'a pas l'air en mauvais état pour quelqu'un qui reçoit une chimio en ce moment même. Il relève la tête, me fait un petit sourire. Il a probablement deviné que je suis la petite nouvelle. Ça doit se lire sur mon visage.

Un infirmier d'un certain âge, au sourire doux et lumineux, vient vers moi. Il se présente, m'explique qu'il sera avec moi aujourd'hui, tout comme sa collègue, installée dans la salle communicante à la nôtre. Ils travaillent en tandem, d'une pièce à l'autre.

Il doit commencer par installer l'accès veineux. Il désinfecte l'intérieur de mon bras gauche, cherche la veine, puis insère doucement l'aiguille. Mais quelque chose cloche. Le retour sanguin n'est pas bon. Il ajuste l'angle, tente une manipulation... puis la veine éclate. La douleur est vive. Il s'excuse, change de bras. Une deuxième tentative. Cette fois, ça fonctionne.

Je suis un peu tendue, mais je respire doucement. Heureusement, je n'ai pas peur des aiguilles. Les prises de sang ne m'ont jamais dérangée.

## LE PAC

J'ai choisi de ne pas avoir de port-à-cath (PAC) installé sous la peau.

Pour ceux qui ne le savent pas, un PAC est un petit boîtier qu'on insère sous la peau, généralement au niveau de la poitrine, relié à un cathéter placé directement dans une grosse veine centrale. Il permet de faciliter l'administration des médicaments intraveineux, surtout lors de traitements répétés comme la chimiothérapie. Au lieu de chercher une veine à chaque visite, les infirmières peuvent simplement piquer dans le boîtier, ce qui évite d'endommager les veines périphériques avec le temps.

On m'a offert cette option dès le départ, en m'expliquant que ce sera peut-être nécessaire plus tard si mes veines deviennent trop difficiles à piquer. Mais pour l'instant, j'ai préféré m'en passer. Je me suis dit que si les aiguilles ne me dérangeaient pas, ce qui est le cas jusqu'à maintenant, je pourrai supporter une piqûre toutes les deux semaines. Ce n'est pas tant la douleur que l'idée d'avoir un corps étranger permanent sous la peau qui me dérange.

Certaines femmes, au contraire, trouvent cette option plus simple, plus rapide, plus confortable. Et je le comprends.

Moi, j'ai choisi de prendre le risque d'abîmer un peu mes veines. C'est un choix personnel, comme tant d'autres qu'on doit faire dans cette aventure. Aucun n'est facile. Aucun n'est bon ou mauvais.

## LA PRÉMÉDICATION

Une fois l'accès veineux en place, l'infirmier m'explique qu'il va commencer par une prémédication. Il me remet aussi un comprimé à avaler, destiné à prévenir les nausées. L'injection qu'il prépare a, elle aussi, un effet anti-nauséeux, mais elle sert surtout à moduler les réactions immunitaires du corps avant le choc.

J'en ai pour une trentaine de minutes avant que le vrai traitement commence.

Pour l'instant, tout va bien. Rien de particulier ne se passe, à part mon cœur qui s'emballe un peu. Je le mentionne à l'infirmier, qui me répond calmement que c'est un effet fréquent de la dexaméthasone. Rien d'alarmant. Mais je sais aussi que le stress y est pour beaucoup. Plus mon cœur bat vite, plus j'angoisse. Et plus j'angoisse, plus la chimio me semble foncer sur moi à toute vitesse. Je suis dans une boucle.

La chaise en biais de la mienne est vide. Nous ne sommes que deux dans cette petite salle, mais mon fauteuil est orienté de façon à ce que je voie dans la pièce communicante, juste à côté. Là-bas, une jeune femme est installée. Elle a à peu près mon âge. Zéro cheveu. Zéro sourcil. Et pourtant, elle rayonne. Elle porte un chandail rose éclatant, et son sourire est immense, lumineux. Elle dégage quelque chose de fort, d'ancré, de vivant. Elle est accompagnée d'une amie, et ensemble, elles rient en dégustant un plat à emporter comme si elles étaient dans un bistro.

Elles se tournent vers moi, m'offrent un salut amical. Leur énergie me surprend. Moi qui m'attendais à voir des visages fermés, tristes, fatigués... je découvre l'inverse. Ça me rassure profondément. Ça me fait un bien fou de voir que la vie peut encore s'infiltrer, même ici.

La femme au chandail rose me lance un sourire complice et me demande si c'est mon premier traitement. Elle a probablement remarqué les quelques millimètres de cheveux noirs encore visibles sur mon crâne. Je lui réponds que oui, et que je suis un peu nerveuse. Elle me répond d'un signe de tête tranquille, et d'un « ça va bien aller » lancé avec confiance. C'est si simple, et pourtant, c'est énorme pour moi. Une bouffée de chaleur humaine qui traverse la peur.

Le sac de prémédication est vide. L'infirmier revient vers moi. Cette fois, c'est pour de vrai.

## LE LIQUIDE ROUGE

Il enfile des gants et une blouse de protection, puis ouvre la pochette de plastique dans laquelle se trouve un sac de liquide rouge vif. Un gros symbole de tête de mort est imprimé sur l'emballage. Le message est clair : produit toxique. Dangereux. Ce qu'il tient dans ses mains est un poison.

C'est ce poison qu'il s'apprête à m'injecter.

Il suspend lentement le sac sur le poteau de métal au-dessus de moi, puis le connecte à la pompe. Mes yeux ne quittent pas le sac.

Ce rouge-là, c'est l'adriamycine, le A dans le protocole AC. Mon premier traitement officiel. Le premier vrai contact entre le cancer et ce qu'on espère être l'antidote.

Et je ne peux pas m'empêcher de penser à cette question qui traverse forcément l'esprit de toutes celles et ceux qui passent par là, juste avant que tout commence : Et si la chimiothérapie était plus dangereuse que le cancer ?

Mon cerveau roule à cent milles à l'heure. Mon corps est figé, mais à l'intérieur, tout tourne. L'infirmier ajuste la tubulure qui descend jusqu'à mon bras, lentement, méthodiquement. Il me dit qu'il va m'aviser juste avant de démarrer l'injection. Je hoche la tête, sans dire un mot.

À ce moment précis, un couple de personnes âgées entre dans la salle. L'homme s'installe dans le fauteuil près du mien. Sa femme, délicate, prend place à ses côtés. Elle lui tient fermement la main, comme si son contact pouvait servir de bouclier. Nos regards se croisent brièvement. Je lis dans ses yeux ce qu'elle n'osera jamais me dire tout haut : « Elle est si jeune pour être ici. »

Et elle a raison. Je suis jeune. Mais le cancer n'a pas d'âge. Il frappe où il veut, quand il veut. Je me dis que, malgré tout, je préfère mille fois mieux être dans ce fauteuil aujourd'hui que de voir un de mes enfants y être. J'ai peut-être l'air jeune ici, mais je suis vieille comparée à ceux qui peuplent les unités d'oncologie pédiatrique.

La dame à côté de moi est inquiète. Ça se voit dans ses petites mains qui tremblent légèrement. Elle aime son mari profondément, ça crève les yeux. Elle veille à ce qu'il soit bien installé, place la couverture jusqu'à ses orteils, lui glisse des mots tendres. Elle pose quelques questions à l'infirmière, d'une voix douce, mais tendue. J'entends que c'est son jour 1 à lui aussi. Son tout premier traitement de chimio.

L'infirmier termine l'installation de la poche suspendue au support, ajuste les tubes, puis revient vers moi. Il vérifie mon accès veineux. Il veut s'assurer que tout est parfait avant de commencer. Comme on me l'a déjà expliqué, ce produit ne doit surtout pas s'échapper de la veine. Mes recherches frénétiques sur Internet me l'ont appris à grands coups d'images que j'aurais préféré ne jamais voir. Le bras d'une jeune femme, gravement brûlé par une infiltration de chimiothérapie. Une horreur. Depuis, je me demande si l'ignorance n'est pas parfois une forme de protection. Mais bon... maintenant que je sais, je sais.

L'infirmier me rassure. Ce genre d'incident est extrêmement rare. En fait, dit-il, il n'a jamais vu ça de toute sa carrière. Ça m'apaise. Un peu.

Il me regarde dans les yeux et m'annonce doucement que le traitement va commencer. Il va rester près de moi quelques minutes, pour s'assurer que tout se passe bien.

Ce simple geste, cette présence, me touche.

Je cherche instinctivement un regard, un point d'ancrage. Je me tourne vers la jeune femme au chandail rose, celle qui m'avait saluée avec ce sourire immense… mais elle dort maintenant. Profondément. Son traitement n'est pas le même que le mien. Le sien semble créer de la somnolence.

Je suis seule, éveillée, les yeux rivés sur le sac rouge suspendu au-dessus de moi.

C'est maintenant.

Le liquide rouge écarlate commence à s'écouler. Je le vois quitter lentement le sac suspendu, descendre le long du tube transparent, se diriger vers mon bras.

Il s'approche, centimètre par centimètre, comme une goutte de guerre prête à exploser à l'intérieur de moi.

Je prends une grande inspiration. Je ferme les yeux. J'essaie de m'évader dans mes pensées…

C'est fait.

Le poison est entré.

La bataille est commencée.

Un soluté est ajouté au mélange pour diluer le produit, pour adoucir son passage. Pour l'instant, tout va bien. Aucune douleur. Aucune réaction. Je respire. Je suis encore là. L'angoisse, peu à peu, desserre son emprise.

Le liquide rouge est surnommé, entre patients, le red devil. Le diable rouge. Ça donne une assez bonne idée de son intensité.

Soudain, mon cœur s'emballe. Palpitations, pression dans la poitrine, l'impression que mon cœur veut se frayer un chemin vers l'extérieur.

Je panique un peu. Je le sais, ce sont probablement les effets du Décadron combinés à la tension accumulée... mais sur le moment, tout semble grave.

Je préviens l'infirmier, qui s'approche rapidement et me rassure. Tout est normal. Les signes vitaux sont bons. Mon corps tient bon. C'est peut-être juste ma tête qui me joue un mauvais tour.

Je décide de me lever pour aller à la salle de bain, traînant avec moi le poteau de métal auquel est accroché mon traitement. Un pas après l'autre, je traverse le couloir, jusqu'à la petite salle de bain tout au bout, juste avant le département de pharmaco-oncologie.

## LA JEUNE FEMME AU CHANDAIL ROSE

En revenant vers ma salle, je croise la jeune femme au chandail rose. Elle s'est réveillée et se dirige elle aussi vers la salle de bain. Elle me sourit avec complicité, puis ralentit pour me glisser quelques mots.

« Ça va bien aller, tu vas voir. Mais prends tes comprimés pour les nausées en arrivant chez toi. Et continue toutes les quatre heures, même si tu n'as pas encore mal au cœur. Je ne l'ai pas fait à mon premier traitement, et je l'ai regretté. Quand les nausées embarquent, il est déjà trop tard. »

Elle me souhaite bonne chance avec un clin d'œil amical, puis poursuit son chemin.

Je ne connais pas son nom. Je ne sais pas d'où elle vient, ni ce qu'elle vit exactement. Mais cette femme au chandail rose, ce jour-là, m'a tendu une bouée. Avec un sourire. Avec un regard vrai. Avec quelques mots simples, mais sincères.

Et je veux lui dire merci.

Je garde son conseil en tête, même si je déteste prendre des médicaments. Il va falloir que je m'y habitue. C'est ça, maintenant, ma réalité. Pour un bon bout de temps.

À mesure que le traitement avance, mon corps s'habitue. Je sens mes muscles se détendre. La peur recule. Dans la salle, les voix se font plus chaleureuses. Les patients discutent, échangent. On partage quelques sourires, des morceaux d'histoire, parfois même un éclat de rire.

C'est fou, cette capacité de l'humain à créer de la lumière, même dans les endroits les plus sombres.

Et là, alors que le sac rouge se vide lentement, je ressens un profond soulagement.

C'est fait.

Ce premier poison est passé.

## LE LIQUIDE CLAIR

L'infirmier revient vers moi pour changer la chimiothérapie. On passe maintenant à la deuxième partie du traitement : le C dans le protocole AC. C'est le cyclophosphamide, un médicament de la famille des agents alkylants. Son rôle est tout aussi important que celui de l'adriamycine : il agit directement sur l'ADN des cellules cancéreuses, empêchant leur reproduction. En quelque sorte, c'est un déparasitage cellulaire. Un moyen de freiner la multiplication, d'éteindre la prolifération.

Le produit, cette fois, est totalement transparent. Il ressemble à une simple poche de soluté. Rien de visuellement impressionnant, comparé au rouge agressif de l'adriamycine. Pourtant, il est tout aussi redoutable.

À peine quelques secondes après le début du traitement, je ressens une drôle de sensation dans le nez. Mes narines me brûlent, un peu comme quand de l'eau de piscine remonte trop haut et pique jusque dans les sinus. Je tente de me moucher, mais rien n'y fait. La sensation reste. C'est franchement désagréable.

Je le mentionne à l'infirmier, qui m'explique que c'est un effet secondaire courant avec ce produit. Inconfortable, oui, mais sans danger. Il ralentit légèrement la vitesse de l'injection pour m'aider, et en effet, les symptômes deviennent plus tolérables. Le traitement, heureusement, est rapide. En une trentaine de minutes, c'est terminé.

Dès que le sac est vide, la sensation dans mes sinus s'estompe. Le traitement complet d'AC, au final, aura duré environ trois heures.

Pour finir, l'infirmier me rince les veines avec un soluté pendant quelques minutes, comme pour clore doucement cette première séance. Il me rappelle ensuite l'importance de bien m'hydrater. Je dois boire beaucoup d'eau et vider ma vessie régulièrement pour éliminer le produit. Et pas seulement ça : je dois aussi tirer la chasse deux fois après chaque passage à la toilette et désinfecter le siège. Mon urine est temporairement toxique. Elle peut contaminer les autres.

C'est un détail qui frappe. On se rend compte qu'on devient soi-même porteur d'un poison, même après avoir quitté la salle de traitement. Avec de jeunes enfants, ce n'est surtout pas un risque que je veux prendre.

Avant mon départ, il me répète de ne surtout pas hésiter à prendre mes comprimés pour la nausée dès le moindre signe. Mieux vaut prévenir que d'essayer de rattraper les choses une fois que le malaise s'installe. Et franchement, je dois admettre que pour un premier traitement, ça s'est vraiment bien passé.

Moi qui m'attendais à l'horreur, au choc, au drame... je suis presque surprise. La chimiothérapie n'est peut-être pas aussi terrible que je l'avais imaginée.

Du moins, pas aujourd'hui.

Il est midi. On a une heure de route à faire pour rentrer. C'est l'heure de se reposer.

## LES EFFETS SECONDAIRES DU AC

Une fois arrivée à la maison, tout semble aller plutôt bien. Je ressens une légère sensation de tête vide et un trop-plein d'énergie que je dois au Décadron. Mon corps est fatigué, mais mon cerveau, lui, carbure encore. Alors je bouge. Je fais un peu de ménage, je prépare quelques trucs pour la soirée, puis j'installe mon petit cocon au sous-sol. J'ai décidé de dormir dans la chambre d'amis pour les premiers jours, parce que je me connais. Je vais tourner en rond, chercher ma bulle, vouloir m'isoler sans déranger personne.

À cet étage, on a aussi une petite salle de bain, ce qui est parfait. Je préfère ne pas partager la même toilette que les enfants pendant les premières journées. D'ailleurs, ils sont partis chez les grands-parents pour la nuit. Une belle petite attention pleine d'amour. Ils voulaient me laisser le temps de me reposer après ce premier traitement. Et honnêtement, je les remercie. Avec la route, l'hôpital, les émotions, je n'aurais pas été capable d'être une maman présente et souriante. Je suis vidée. Demain, ils reviendront. Je pourrai les accueillir à bras ouverts. Rechargée, je l'espère.

Mais vers 18 h, juste avant le souper, je sens que quelque chose dérape.

Une nausée sourde commence à s'installer, doucement, mais sûrement. Comme ce malaise qu'on ressent quand quelque chose reste coincé, de travers. C'est le moment de réagir. Je repense aux mots de la femme en rose. Prends tes médicaments à l'avance. N'attends pas que ça empire. J'avale donc ce petit comprimé orange censé me soulager, puis je m'étends sur le sofa.

Trente minutes passent.

Les nausées s'intensifient.

Ma tête tourne, mon cœur s'emballe, j'ai froid, puis chaud.

Je me sens comme intoxiquée.

Et c'est exactement ce qui se passe, au fond. Mon corps est en train de métaboliser un poison. Il tente de s'adapter, de faire face. Moi, je panique. Je décide de descendre dans ma chambre. J'allume la télé, essaie de me distraire. Je m'enfile dans mon pyjama le plus doux, me blottis dans les couvertures, mets un film. Mais rien n'y fait. Mon cœur bat trop fort. Je l'entends résonner dans mes oreilles.

Une heure et demie s'est écoulée depuis la prise des médicaments. Et je ne vais toujours pas mieux. Les nausées sont trop fortes, trop envahissantes. Impossible de penser à autre chose. Je marche en rond. J'attends. Je sais que cette soirée va mal finir. Je le sens.

Il est maintenant 22 h. Le party est fini.

Non, la chimio n'est finalement pas si douce. Pas aussi simple que ma naïveté du début d'après-midi voulait me le faire croire.

Je suis couchée sur le plancher glacé de la salle de bain. Je veux vomir, que ça sorte, que ça finisse. Mais les anti-nausées empêchent justement ça : le soulagement du vomissement. La nausée reste là, intacte, sans l'exutoire. Une torture en boucle. Ma tête tourne comme après une nuit trop arrosée. Mon estomac se retourne, mais rien ne sort.

Je passe la nuit accroupie devant la toilette. Le deuxième médicament n'a plus aucun effet. Mon corps n'en peut plus. Il rejette ce qu'on lui a imposé. Et moi, j'assiste à la scène, impuissante.

Je commence à comprendre.

Comprendre pourquoi on me répète qu'il faut être fort pour traverser la chimio.

Comprendre pourquoi le liquide rouge porte le surnom de red devil.

Parce que ce soir, je l'ai vu. Je l'ai senti dans mes veines, dans mon crâne, dans ma panique.

## 24 HEURES PLUS TARD...

Tout le monde ne réagit pas de la même façon aux traitements de chimiothérapie. En discutant avec d'autres patients et avec l'équipe médicale, j'ai compris qu'on peut diviser les réactions en quatre grandes catégories.

Il y a ceux qui vivent des effets secondaires aigus dans les premières vingt-quatre heures suivant l'injection. Ils en arrachent au début, puis prennent graduellement du mieux dans les jours suivants.

Il y a ceux qui expérimentent des effets secondaires retardés. Tout semble aller relativement bien au départ, mais à partir du jour deux ou trois, les symptômes s'installent, s'intensifient, puis s'étirent jusqu'au cinquième ou sixième jour.

Ensuite, il y a les effets secondaires anticipés, un phénomène plus fréquent qu'on ne le pense. Les symptômes apparaissent avant même le traitement, alimentés par la peur, l'angoisse, le souvenir d'une expérience traumatisante précédente. C'est un genre de placebo inversé. Un nocebo. Un corps qui panique avant même d'être exposé. Et si mes prochaines chimios ressemblent à celle d'hier soir... je sens que je risque fort de basculer dans cette catégorie.

Et enfin, il y a ceux pour qui tout se passe relativement bien. Pas d'effets notables, ou alors des symptômes minimes.

Certaines trouvent le AC difficile, mais tolèrent bien le Taxol. Pour d'autres, c'est l'inverse. Et pour une petite poignée d'élus... les deux passent comme de l'eau.

Moi, sans aucune hésitation, je fais partie de la première catégorie.

La nuit a fini par passer, et j'ai pu dormir quelques heures. Ce matin, je me réveille dans un état un peu plus tolérable. Je ne vais pas bien, mais je vais moins mal qu'hier. Je peux respirer. Penser. Endurer. C'est plus ou moins ce à quoi je m'attendais de la chimio, dans mon imagination d'avant. Je suis complètement vidée. Nauséeuse. Sans aucune envie de me lever. Je reste dans mon sous-sol, que j'ai officieusement adopté comme mon repaire post-traitement. Mon cocon entre deux tempêtes.

J'ai l'impression qu'un camion m'est passé sur le corps. Mon cœur bat encore très vite, et cette sensation m'angoisse plus que je ne l'aurais cru. J'ai peur qu'il lâche. Moi qui ne connaissais presque pas l'anxiété avant mon diagnostic, je découvre maintenant ce que ça fait : cette tension constante, ce fond d'inquiétude qui ne veut pas partir.

Ce qui m'effraie le plus, ce sont les soubresauts cardiaques. Mon cœur ne fait pas que battre vite. Il saute parfois des battements, puis me donne un grand coup sec dans la poitrine, comme un sursaut intérieur. Des extrasystoles. Et forcément, je pense à ce qu'on m'a dit : que le AC est un protocole toxique pour le cœur. Est-ce que je réagis mal au traitement ? Est-ce que c'est déjà en train de laisser des traces ? Ou est-ce juste le Décadron, ce foutu corticostéroïde, qui me dérègle autant ?

Le Décadron est censé m'aider. Il est utile contre les nausées. Mais c'est aussi un médicament puissant qui augmente la fréquence cardiaque, cause de l'insomnie, de l'agitation mentale, parfois une faim excessive, et peut déclencher des crises d'anxiété, surtout chez les plus jeunes. Il semble que je fasse partie de ceux qui le tolèrent mal.

Finalement, après deux jours plutôt intenses, mon cœur semble retrouver un rythme plus calme. Les palpitations s'estompent peu à peu, les nausées se dissipent. Mon corps relâche un peu la pression.

Je sors de ma caverne, lentement, et retrouve la lumière du jour. Je remonte à l'étage, retrouve les enfants, partage quelques sourires, quelques câlins, un moment de douceur. Je réussis à manger plus normalement, à m'ancrer dans une mini-routine, à reprendre contact avec la réalité. Avec mon quotidien.

Le pire de la tempête semble passé.

## 72 HEURES PLUS TARD — LE GRASTOFIL

Je vais au CLSC ce matin pour qu'on m'enseigne la procédure pour le Grastofil.

L'infirmier est d'une grande gentillesse. Il prend le temps de tout m'expliquer, même si ce n'est pas bien compliqué : la seringue est préremplie, prête à l'usage, et se rétracte automatiquement après l'injection. L'aiguille est fine. Il faut désinfecter la peau, pincer un peu le ventre, et y aller doucement.

Je n'ai jamais eu peur des piqûres. Je m'injecte sans problème.

En revenant à la maison après ma visite au CLSC, je reçois un appel de mon infirmière pivot. Elle veut faire le point sur les effets secondaires et ma tolérance au traitement. Je lui parle des nausées, des vomissements, mais surtout des palpitations qui me dérangent depuis quelques jours. Elle me rassure : c'est normal que mon cœur batte plus vite. Mon sang est probablement moins riche en hémoglobine depuis la chimio, alors mon cœur doit travailler plus fort pour oxygéner mon corps. Et avec la dexaméthasone en prime, ça fait un beau cocktail pour laver les plafonds à 3 h du matin.

Ils vont ajuster la médication pour la prochaine fois : changer les anti-nauséeux, et diminuer la dose de Décadron de moitié. Juste de savoir que ce que je ressens est "normal", et que les prochains traitements pourraient être mieux tolérés, ça m'encourage. Je respire un peu mieux.

## UNE REMONTÉE LENTE, MAIS RÉELLE

Vers les jours 4 et 5, les nausées commencent à se calmer. Mon corps semble reprendre un peu de terrain. Je sens que je peux enfin être un peu plus active. J'ai mal aux jambes et au dos — effet indésirable commun du Grastofil — mais ce n'est rien comparé aux premiers jours. Le pire est passé, pour ce cycle.

Et puis je me motive : un traitement sur quatre du AC est derrière moi. Le quart de cette première étape de franchi. Pour me donner un repère visuel, on a dessiné un tableau à la maison, avec un petit cœur pour chaque traitement, et un gros cœur pour la chirurgie à la fin. À chaque nouvelle étape, je vais colorier un cœur. C'est simple, enfantin presque, mais ça m'aide à voir que j'avance. Et les enfants aussi, ils peuvent suivre mon cheminement avec moi.

À la fin de cette première semaine, je retrouve une énergie presque normale. Je cuisine, je passe la balayeuse, je bouge toute la journée. Les nausées sont bien contrôlées avec les comprimés de secours. Et là, une pensée m'arrive : Si je peux avoir une belle semaine complète entre chaque traitement, peut-être que ce sera tolérable après tout. Peut-être que ces fenêtres de répit vont me permettre de reprendre des forces, et me sentir prête, un peu plus, pour les prochaines rondes.

## DÉCOUVRIR LES GROUPES DE SOUTIEN

Durant cette semaine de répit, je me connecte à quelque chose d'inattendu, mais essentiel : les groupes de soutien en ligne. J'étais déjà bien entourée, avec ma famille, mon amoureux, mes amis. Mais il me manquait quelque chose que personne ne pouvait m'offrir autour de moi : la compréhension crue de celles qui vivent exactement ce que je vis.

J'intègre un groupe Facebook appelé “Cancer du sein (Québec et Canada)”. Et là, je découvre un océan d'histoires, de douleurs, de conseils et surtout, d'amour brut. J'échange avec des femmes formidables. Je parle pendant des heures avec certaines, comme si on se connaissait depuis toujours.

Sur un autre groupe, je me lie d'amitié avec une femme en Europe. On discute presque chaque jour.

Puis, je découvre aussi un groupe de jeunes adultes atteints de cancer, âgés de 18 à 39 ans.

Ces groupes deviennent, sans exagération, ma bouée de sauvetage. J'avais besoin de ça. Pas d'un site froid avec des statistiques. Pas d'un dépliant aseptisé qui résume le tout en bullet points.

J'avais besoin de lire la vérité. La vraie.

Ces femmes et ces hommes partagent les coulisses du cancer, sans filtre. Je lis l'histoire d'une jeune femme de vingt-quatre ans atteinte d'un cancer du sein métastatique. Un jeune homme de vingt ans, avec un cancer du cerveau. Une mère monoparentale, qui vient d'accoucher, et qui se bat pour rester en vie pour son bébé. C'est bouleversant. Et ça me montre à quel point on est mal informés, tant qu'on ne fait pas partie du club.

On entend parler du cancer, mais on ne voit pas la face cachée.

Ce que je découvre dans ces groupes, c'est ce que personne ne dit à voix haute.

Je réalise que j'avais besoin de ce regard-là, brut, pour me sentir moins seule, moins folle, moins submergée.

Et puis, quelque chose s'ouvre en moi.

## JE COMMENCE À ÉCRIRE.

Au tout début, lors de mon diagnostic, j'avais lancé une petite page Facebook pour donner des nouvelles à mes proches. Une façon simple de tenir tout le monde informé, sans avoir à répéter mille fois les mêmes choses. Mais très vite, je sens que ce n'est pas suffisant.

Je ne veux pas juste raconter.

Je veux montrer.

Je veux exposer la vérité.

Pas la version polie, correcte, édulcorée.

La vraie.

Alors, cette page se transforme. Elle devient un espace brut, un journal intime partagé, une fenêtre sur la face cachée du cancer.

Le beau.

Le laid.

L'absurde.

Le révoltant.

Le touchant.

Je l'appelle « Cancer sans censure ». Un nom qui dit tout.

Un livre ouvert sur ce que je vis. Sans filtre. Sans tabou. Sans peur de déranger. Parce que le cancer est une réalité qui mérite d'être vue dans toute sa complexité.

Et qui sait...

Peut-être qu'un jour, cette page sera à son tour une bouée de sauvetage pour une autre femme.

Une femme qui vient de se faire frapper de plein fouet.

Qui cherche désespérément un peu de lumière, un peu de vérité.

Et qui tombera sur ces mots... pour se rappeler qu'elle n'est pas seule à vivre ça avec autant d'intensité.

## ÉCOUTER ENFIN MON PROPRE CORPS

En parallèle de ces échanges précieux et de ce besoin d'écrire, je profite aussi du calme retrouvé à la maison. Je lis. Je m'étends. Je me déconnecte un peu.

J'ai commandé quelques livres qui vont m'accompagner dans les prochaines semaines. Et pour une fois, je laisse mon chum prendre la relève. Je me donne la permission de ralentir.

Depuis que je suis maman, j'ai toujours été dans l'action. Toujours à penser aux autres, à courir, à porter. Mais là… c'est moi que je dois porter.

C'est moi qu'il faut soigner.

Mon corps m'a envoyé un message bien clair.

Et pour une fois, je l'écoute.

J'apprends à vivre dans l'inconfort, à trouver de la beauté dans les petites choses.

Et surtout, je découvre que même les jours les plus durs ne sont pas éternels.

Je découvre la résilience.

*La résilience, c'est apprendre à avancer au milieu du chaos, sans attendre que le calme revienne.*

*Chapitre 11*

# LE COÛT INVISIBLE DU CANCER

On ne parle pas assez de l'aspect financier du cancer.

Quand on reçoit un diagnostic, on pense d'abord à la maladie, aux traitements, à la peur de mourir. On pense à notre corps, à nos enfants, à nos cheveux, à notre survie. Mais on ne réalise pas nécessairement tout de suite qu'on va aussi devoir se battre pour survivre financièrement.

Et pourtant... ce choc-là est brutal.

C'est toute une vie qu'il faut réorganiser, souvent avec moins de moyens qu'avant, alors qu'on traverse déjà l'épreuve la plus difficile de notre existence.

Le cancer, ce n'est pas juste des traitements. C'est des déplacements, des absences prolongées, des congés forcés, des médicaments complémentaires, des injections coûteuses, des horaires chamboulés, des repas à l'hôpital, des billets de stationnement, des frais de transport, des vêtements adaptés, des produits spécialisés...

C'est seulement après ma première semaine post-traitement, quand le chaos s'est un peu calmé, que j'ai vraiment pris conscience de tout ça.

## L'ARRÊT DE TRAVAIL

Maintenant que les émotions sont un peu plus tolérables, que la première vague est passée, je commence à réfléchir, doucement, à la gestion de notre quotidien avec le cancer.

J'étais déjà sans emploi fixe depuis un moment. Mon état de santé s'était détérioré bien avant le début des traitements. Je travaillais à temps partiel comme travailleuse autonome, mais sans assurance emploi. On parlait souvent de mon retour au travail à temps plein, parce que les finances étaient serrées... mais la vérité, c'est que mon corps ne suivait plus.

On vivait déjà juste. Mon conjoint a un bon emploi, qui couvre les factures. Mais sans marge de manœuvre. Mon petit revenu aidait à couvrir les extras, les imprévus, les petits coussins de fin de mois.

Et maintenant ?

Tout est un imprévu. Tout est un extra.

Avec la chimio, je suis démolie pendant plusieurs jours. Ce n'est pas un luxe d'avoir mon conjoint à la maison. C'est une nécessité. J'ai besoin d'aide pour tenir le fort. On a deux jeunes enfants. Je ne peux pas m'occuper de tout ça pendant que je suis littéralement la tête dans le bol de toilette, en train de supplier mon estomac d'arrêter.

Benoît travaille très tôt le matin. Il ne peut pas accompagner notre fille à l'école ni aller la chercher à la sortie. Elle ne fréquente pas le service de garde. Et pendant ce temps, moi, je suis soit à l'hôpital à Montréal, soit couchée sans force à la maison.

Et puis, il y a notre petit garçon. Trois ans. Il ne va pas à la garderie, parce que j'étais maman à la maison. Mais là... la simple idée de l'inscrire me rend anxieuse. Avec un système immunitaire affaibli, je suis vulnérable à tout. Et une garderie, c'est une usine à microbes.

Ma fille aussi en ramène de l'école. Chaque rhume me fait trembler.

Et ce n'est pas juste les rendez-vous, le stress, la chimio. Il y a aussi la maison. Le quotidien. Cuisiner. Nettoyer. Faire les lunchs. Plier le linge. Penser à tout.

Une maman, ça tient l'équilibre invisible. Et là... je ne sais plus comment faire.

On va devoir s'organiser autrement. Demander de l'aide. Réajuster nos priorités. Mais la vérité, c'est que mon conjoint devra retourner travailler bientôt. Et moi... je ne peux plus tout porter seule.

Et ça me dérange.

Pas par égo. Pas par fierté.

Mais parce que je suis ce genre de personne qui aime que tout soit clair, structuré, organisé, planifié.

J'aime les horaires. Les routines. Les tableaux Excel.

Le contrôle me rassure.

Et là... je n'ai plus le contrôle.

Ma routine a explosé. Mon quotidien a basculé. Je ne gère plus le bateau. Je m'y accroche.

Je dois apprendre à vivre au jour le jour, à me répéter comme un mantra :

Vivre au moment présent.

Vivre au moment présent.

Vivre au moment présent.

Et m'y habituer. Parce que je n'ai plus vraiment le choix.

Avant, le cancer touchait surtout des gens plus âgés. Des retraités. Des gens dont les enfants étaient déjà grands. Le facteur "travail", le facteur "jeunes enfants", n'étaient généralement pas dans l'équation.

Mais aujourd'hui, ce n'est plus la même réalité.

De plus en plus de jeunes reçoivent un diagnostic. Et quand tu es jeune, tu es au cœur de ta vie active. Tu élèves des enfants. Tu bâtis une carrière. Tu portes une maison. Tu fais rouler le quotidien.

Et quand tout ça s'effondre d'un coup, ce n'est pas juste ta santé qui vacille, c'est ton monde en entier.

## LES ASSURANCES

Quand la vie bascule, certains mots prennent soudain un poids immense : Assurance. Protection. Survie.

Mon conjoint a pu prendre quelques semaines de congé pour m'accompagner et s'occuper des enfants pendant que je me concentrais sur une seule chose : rester en vie.

On a été chanceux. On est bien entourés. Des proches présents. Des gestes doux. Une solidarité spontanée qu'on ne peut pas acheter.

Une levée de fonds a même été lancée pour nous aider à traverser cette tempête sans sombrer. Il y a déjà quelques centaines de dollars amassés. Pas une fortune, mais assez pour souffler un peu, sans que l'argent devienne une urgence immédiate.

Mais ce souffle, ce petit coussin fragile, ne suffira pas à long terme. Et c'est là que j'ai pris conscience de l'importance cruciale d'avoir une assurance maladie grave.

Ce n'est pas un sujet sexy. C'est le genre de truc dont on entend parler une fois dans un party de famille, qu'on classe dans la catégorie "un jour peut-être". Mais je peux dire aujourd'hui, sans hésitation :

C'est l'un des meilleurs choix que j'ai faits dans ma vie d'adulte.

Je connaissais peu ma police. Je savais qu'en cas de diagnostic grave, une somme me serait versée. Ce n'était pas un montant astronomique, mais c'était suffisant pour amortir le choc financier, pour éviter que le stress d'argent n'ajoute au chaos médical.

Mais même avec une couverture en place... j'ai découvert les zones grises.

J'ai appris que je ne pourrais pas toucher à cette prime avant 30 jours après le diagnostic.

Trente jours. Comme si je devais prouver que j'étais assez malade, assez longtemps, pour mériter d'être indemnisée.

Et là, un frisson.

Une pensée qui m'a glacé le dos :

Et si la maladie m'emportait avant ce fameux jour 30 ? Comme si, si tu meurs trop vite, tu ne mérites pas d'être protégée.

Je ne sais pas si c'est comme ça dans toutes les compagnies... mais dans la mienne, c'est la règle. Une règle "technique", peut-être. Administrative, sûrement. Mais surtout, une règle qui en dit beaucoup trop sur un système qui protège rarement ceux qui tombent trop fort, trop vite.

Et encore... je suis chanceuse dans ma malchance. Mon type de cancer est considéré assez grave pour être couvert. Ce n'est pas le cas de toutes. Certaines femmes se font dire que leur cancer est trop guérissable.

Trop bien pris en charge.

Pas assez menaçant.

Un gentil cancer.

Comme si un cancer "plus facile" ne méritait ni soutien, ni répit, ni reconnaissance.

## LES DÉPENSES ADDITIONNELLES

Avec la maladie viennent les dépenses additionnelles. Les frais surprises. Ceux qu'on ne prévoit jamais.

Tout coûte cher.

Même être malade.

Oui, certains frais sont couverts. Oui, plusieurs médicaments sont remboursés au Québec. Et oui, on peut parfois se faire rembourser les stationnements.

Mais quand on additionne le reste, le non remboursé, le non dit, on réalise que l'impact du cancer sur les finances va au-delà de l'arrêt de travail.

Voici quelques exemples de dépenses courantes supplémentaires :

- L'essence pour les allers-retours à l'hôpital.
- Les repas sur la route, les frais de repas préparés parce que tu n'as pas l'énergie de cuisiner.
- Les produits corporels doux, hydratants, spécialisés, pour ta peau fragilisée.
- Les thermomètres médicaux précis, parce que chaque fièvre devient une urgence.
- Les gargarismes, les suppléments, les vêtements adaptés, au besoin.

Et tout ça pendant que tu continues à payer ton loyer, ton épicerie, tes assurances, ton chauffage…

Tu réalises rapidement que ce n'est pas une simple maladie.

C'est une reconstruction financière complète.

Et au-delà des chiffres, il y a la charge mentale. Les factures qui s'empilent alors que tu n'as même plus la force d'ouvrir l'enveloppe. Les projets qui doivent être mis sur pause. Les rêves qui deviennent soudainement irréalistes.

## GRASTOFIL/NEUPOGEN — L'INJECTION QUI VAUT DE L'OR

Quand je suis allée chercher mes médicaments à la pharmacie la première fois, j'ai eu droit à un coup de massue.

Un souci avec la prescription de mes injections : mes assurances ne couvraient pas le Grastofil.

La pharmacienne a levé les yeux, visiblement mal à l'aise. Et j'ai tout de suite compris que la facture allait faire mal.

Et effectivement...

Chaque petite injection vaut de l'or.

Je dois m'en administrer six par cycle, du jour 3 au jour 8 après chaque chimio. Douze par mois, pour un total de plusieurs millers de dollars par mois.

Pour espérer que mon système immunitaire tienne le coup, pouvoir continuer les traitements, et ne pas m'effondrer dès le moindre virus.

Je n'ai pas ce genre de marge de manœuvre. Pas avec tout le reste.

Heureusement, plus de peur que de mal. Il existe un programme de soutien qui couvre une bonne partie de ces frais. J'ai rempli les papiers avec mon oncologue. J'ai fait les démarches. Mais... il y avait des zones grises, des délais, des assurances privées qui ne communiquent pas bien avec les programmes publics.

J'ai eu droit à un moment de grâce. Ma pharmacie a accepté de me fournir les injections tout de suite, sans attendre. Aucun débat. Aucune bataille. Juste un geste humain qui m'a profondément touchée.

Je sais que je ne suis pas seule à paniquer avec ces injections. J'ai lu trop de témoignages identiques. Des femmes qui pleurent dans leur auto, un formulaire en main, en se demandant comment elles vont faire. Des femmes qui, le temps d'un instant, pensent qu'elles devront payer des milliers de dollars pour rester en vie. Et tout ça, pour des médicaments qui sont censés être couverts.

Ce n'est pas de la mauvaise volonté. C'est un système flou, mal communiqué, mal coordonné. Et c'est anxiogène. Injuste. Et surtout, évitable. Dans un parcours aussi lourd, ce genre d'incertitude ne devrait pas exister. Mais il est là. Bien réel. Et beaucoup trop souvent minimisé.

## LA BONTÉ EN CADEAU

Le 18 décembre, quelques jours après mon premier traitement de chimiothérapie, quelqu'un sonne à la porte. Je monte lentement les escaliers, encore faible, engourdie, le corps ralenti par les effets secondaires, l'esprit enveloppé d'un brouillard épais. Je ne m'attends à rien. Et pourtant, de l'autre côté, un petit groupe m'attend.

Des parents. Des élèves. Des visages familiers de l'école alternative que fréquente ma fille. Des gens que je connais à peine. Cela ne fait que quelques mois que nos chemins se sont croisés, à travers les corridors d'une école, les réunions de début d'année, les sourires échangés. Et pourtant, ils sont là, devant moi, les bras remplis et le cœur ouvert.

Je retiens mes larmes. L'émotion me prend à la gorge.

Ils m'offrent des cadeaux pour les enfants, de magnifiques cartes remplies de mots doux et sincères écrits par leurs camarades de classe, des petits plats maison préparés avec amour, et un grand sac débordant de surprises généreusement offertes par des petites entreprises locales. Il y a dans chaque geste, dans chaque détail, une douceur désarmante. Une forme de tendresse qui fait du bien là où ça fait le plus mal.

Il y a quelque chose d'étrange et de beau dans la maladie. Elle a ce pouvoir de révéler les cœurs, d'exposer la vérité des gens. Parfois, elle met en lumière le pire. Mais, bien souvent, elle fait jaillir le meilleur. Et ce jour-là, je l'ai vu de mes propres yeux : de la bonté pure. De la vraie. Celle qu'on ne demande pas. Celle qui surgit spontanément, simplement parce que certaines personnes portent en elles ce réflexe de tendre la main, d'aimer, d'aider.

Ce geste m'a profondément marquée. Il m'a rappelé que, malgré l'injustice, malgré la douleur, malgré tout ce qu'on perd en cours de route… il reste encore des humains capables de bienveillance gratuite.

*Quand tout fout le camp, la bonté reste ce qu'il y a de plus vrai, de plus pur, et de plus précieux.*

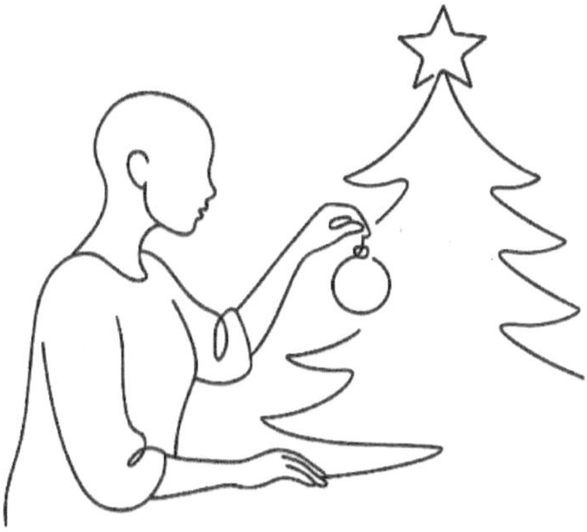

*Chapitre 12*

# AC, LA SUITE...

Le jour du deuxième traitement arrive plus vite que je ne l'aurais voulu. À peine remise du premier, me voilà déjà de retour à l'hôpital pour rencontrer l'oncologue et faire mes prises de sang pour s'assurer que tout est beau.

Nous sommes le 24 décembre. La veille de Noël.

Jamais je n'aurais imaginé me retrouver dans un bureau d'oncologie un soir de réveillon.

Je suis encore hantée par les souvenirs du premier traitement. Je n'ai aucune envie de revivre une autre nuit d'horreur sur le plancher froid de la salle de bain.

C'est étrange, presque irréel, d'être assise dans une salle d'examen pendant que dehors, les gens emballent leurs derniers cadeaux, surveillent la cuisson des tourtières et s'apprêtent à allumer les lumières du sapin.

J'ai l'impression d'être dans un rêve flou, un peu en dehors de mon propre corps. Comme si le monde continuait son rythme sans moi, et que je flottais dans un autre univers, incapable de suivre.

C'est un moment qui, pour tant de familles, rime avec retrouvailles, champagne, rires et chaleur humaine... mais pour moi, c'est la veille d'un autre combat.

Le contraste me frappe.

Je me sens déphasée, suspendue entre deux réalités : celle des vivants qui fêtent, et celle de ceux qui espèrent juste tenir jusqu'au lendemain. La planète tourne, les gens vivent, et moi je suis là, figée, à observer tout ça comme à travers une vitre embuée. La gorge serrée.

Je tente de revenir dans mon corps, de me raccrocher à quelque chose de tangible. Et c'est à ce moment-là que l'on m'appelle pour rencontrer l'oncologue.

Je m'assois devant elle, encore un peu dans le brouillard, et je lui parle enfin des palpitations qui m'inquiètent. Elle prend ça au sérieux et me prescrit un électrocardiogramme, qui sera fait directement dans mon fameux lazyboy bourgogne, juste avant le traitement.

Elle m'examine, palpe attentivement ma poitrine... et là, une première surprise de Noël : la tumeur a déjà commencé à ramollir. Un petit miracle. C'est le genre de détail qui, dans ce parcours infernal, redonne un souffle d'espoir.

Je sens que le AC fait son travail. Et si le poison fonctionne, alors chaque symptôme a un sens. Les prises de sang sont excellentes. Mon corps ne trouve pas ça facile, mais il tient bon.

Mon oncologue m'ajoute aussi un somnifère, le Zopiclone. Cette fois, je vais dormir. Je n'ai jamais été friande de médications, mais là, je les prendrai sans résistance. Le sommeil devient un allié vital quand on se bat pour vivre.

## UN NOËL SILENCIEUX ET PRÉCIEUX

De retour à la maison, on passe une veille de Noël simple, douce, sans flafla. Nos proches sont malades, alors on reste seuls à la maison, emmitouflés dans nos pyjamas, les enfants encore trop jeunes pour mesurer l'absence des grands rassemblements. Ils sont heureux. Ils jouent. Ils rient. L'amour et les cadeaux suffisent à leur bonheur.

De mon côté, l'émotion me colle à la peau. Chaque détail me touche. Chaque instant me semble précieux, presque sacré. Je regarde mes enfants, je les serre dans mes bras, et derrière mes sourires se cachent mes larmes. Des larmes que je ravale pour ne pas les inquiéter.

La peur est toujours là. La peur de les abandonner. La peur que ce Noël soit le dernier.

## 27 DÉCEMBRE — DEUXIÈME TRAITEMENT

Trois jours plus tard, nous reprenons déjà la route vers l'hôpital. Cette fois, je suis mieux préparée. Mon conjoint a même installé un petit lit dans la salle de bain du sous-sol, juste au cas où la soirée tournerait mal. Nouveau protocole, nouvelle médication. Je n'hésiterai pas une seule seconde cette fois.

Le traitement se passe bien. Je décide de ne pas manger après, par précaution. Je préfère garder l'estomac vide, traumatisée par ce que j'ai vécu la première fois. Même si les nausées reviennent pendant la nuit, elles sont plus tolérables. Le changement de médicaments aide. C'est encore difficile, mais ce n'est plus l'enfer. Du moins, l'enfer est un peu moins violent. Le lendemain soir, je parviens même à sortir prendre une marche.

Sur un groupe de soutien, j'ai lu que l'activité physique pouvait aider à mieux tolérer la chimiothérapie. Je confirme. L'air frais sur le visage, la lumière du jour, la sensation de mettre un pied devant l'autre... tout ça me fait un bien immense.

Ce jour-là, je recommence aussi à faire de l'art. Ça faisait longtemps. Trop longtemps. Une toile naît sous mes doigts, déborde d'émotions, de douleur, de résilience. C'est moi, sur cette toile. La fille brisée qui tient debout quand même. C'est thérapeutique. Brut. Vrai. Ma chère maman m'apporte un pot de soupe maison. Ce genre de détail devient un trésor. La chaleur du bouillon, le parfum familier, la bienveillance silencieuse. Tout compte.

C'est aussi durant cette période que je commence à intégrer les médecines alternatives. J'explique tout ça dans le chapitre sur les outils, mais disons que le livre Rémission radicale a été un déclencheur pour moi. J'ai commencé à méditer. À lire des messages d'espoir. À visualiser ma guérison. À m'ancrer dans chaque bain chaud comme un rituel.

La masse diminue un peu chaque jour. Je sens que mon corps répond positivement aux traitements, mais aussi à cette nouvelle routine de bien-être. Ça me fait du bien.

On célèbre le Nouvel An. C'est étrange d'entrer dans une année qu'on sait déjà remplie de traitements, de chirurgies, d'émotions fortes. Et pourtant, une petite voix intérieure me souffle que ce sera une année magnifique. Pas facile, mais transformatrice.

Avant, je fixais des résolutions futiles : perdre quelques kilos, être plus organisée, optimiser mes finances.

Cette année, ma résolution est claire : ne jamais oublier les leçons que la vie est en train de m'enseigner.

La vie est fragile.

Je veux vivre. Vraiment. Ne plus remettre à demain ce qui compte. Ne plus laisser les petits tracas voler mes instants de bonheur.

Parce que demain, je ne sais pas s'il existera.

## LA CHUTE DES CHEVEUX

Nous sommes au dixième jour après mon deuxième traitement. Mes cheveux commencent à tomber. D'abord un peu sur l'oreiller, puis dans mes mains quand je frotte mon crâne. Mon cuir chevelu me démange depuis quelques jours déjà. Et ce soir, j'en ai assez.

J'ai lu que l'eau chaude pouvait accélérer la chute. Je décide donc de prendre un long bain chaud. Je laisse ma tête tremper une dizaine de minutes. Je respire. Puis je prends une débarbouillette blanche et je frotte doucement mon crâne. La débarbouillette se noircit. Des petits cheveux, partout. L'eau de la baignoire en est remplie.

Je sors me sécher, j'ouvre la lumière, je me regarde dans le miroir. C'est inégal, clairsemé par endroit. D'autres zones sont presque chauves. C'est visuellement difficile, je dois l'avouer. Même si j'avais déjà rasé mes cheveux, ce n'est pas pareil. Ce n'est plus moi qui contrôle la chute. Cette fois, c'est le traitement qui décide.

Trois jours plus tard, tout tombe. Complètement. C'est un choc de me voir ainsi. Même préparée, on n'est jamais prête à ça. C'est comme si mon reflet criait le mot qu'on évite : cancer.

J'ai le cancer et maintenant, tout le monde va le savoir.

Mais au moins, ça ne pique plus. Il y a là, dans cette perte, un certain soulagement.

## 3E TRAITEMENT

Le troisième traitement se passe relativement bien, malgré une nouvelle nuit de camping dans ma salle de bain. Il faut dire que je fais maintenant du camping de luxe. Mon merveilleux chéri m'a installé une vraie petite chambre près du bol de toilette. C'est un de mes nombreux petits rituels dans cette routine étrange à laquelle je m'adapte doucement.

Mis à part les nausées, je sens que mon état d'âme est bon. La semaine avant les traitements, j'ai beaucoup d'énergie. Je mange, je bois, je respire, j'écris...

Je travaille sur ce livre, que vous tenez maintenant entre vos mains. L'écriture m'aide à canaliser cette marée intérieure.

J'avais accroché un tableau avec des petits cœurs pour visualiser les étapes de cette aventure, mais je l'ai finalement retiré. Chaque fois que je passais devant, ça me donnait la nausée. Je préfère ne pas trop penser aux traitements à venir entre les cycles.

Aujourd'hui, j'ai aussi rencontré la chirurgienne plastique. C'est un sujet que je vais aborder dans le chapitre sur la mastectomie, mais une chose est certaine : j'ai pris ma décision.

Alors que les choses semblaient doucement rentrer dans l'ordre, je me mets à tousser. J'ai attrapé le virus des enfants. Fatigue, courbatures, symptômes respiratoires légers... Mon oncologue devient prudente. Elle me fait passer un test pour l'influenza, qui revient négatif. Comme je n'ai pas de fièvre, elle me laisse à la maison, sous surveillance, en espérant que ça passe.

Je retourne me coucher. Je suis déjà vulnérable, et ce petit virus me donne l'impression d'être encore plus fragile, comme si mon corps essayait de me dire qu'il en a déjà assez.

Et le soir même, alors que je tente de trouver une position pour respirer un peu mieux et me calmer, le téléphone sonne.

C'est ma maman, la voix toute fragile.

Ma grand-maman Lucille s'est éteinte paisiblement, à l'âge de 100 ans.

C'est comme si le monde arrêtait un instant. Je reste figée avec mon téléphone dans les mains. Lucille... ma grand-maman d'amour. La femme avec qui j'ai grandi, à l'étage du duplex de ma jeunesse. On se voyait tout le temps. Elle et ma tante étaient juste là, au-dessus de nos têtes. C'était ma deuxième maison. Ma deuxième maman, parfois.

Elle était cette présence simple et lumineuse. C'était une bonne vivante, rieuse, chaleureuse, pleine d'une joie de vivre douce et contagieuse. Toujours un biscuit maison, une émission à regarder dans son sofa beige. Elle avait une forme incroyable pour son âge, une force tranquille qui rassurait tout le monde.

Je me rappelle toutes les belles soirées à jouer aux cartes quand j'étais petite. Ils jouaient « à l'argent ». J'avais la chance de partir avec le jackpot presque à chaque fois. Quelques pièces, plus symboliques qu'autre chose... mais pour moi, ça valait de l'or. Ces petits moments étaient magiques.

Et puis, dans les dernières années, on se voyait moins.

La vie avait pris son élan : les enfants, la routine, les obligations qui s'empilent sans qu'on s'en rende compte. J'étais loin. Toujours un peu pressée, toujours un peu en retard sur quelque chose. On se voyait à Noël, aux vacances d'été... mais plus comme avant. Plus comme les années où un escalier nous séparait, où je pouvais monter juste pour lui dire bonjour et lui voler un biscuit.

Et ça, après coup, ça fait mal.

Quand on perd quelqu'un d'aussi important, tout ce qu'on n'a pas fait remonte en surface. On réalise qu'on aurait dû s'arrêter plus souvent. Qu'on aurait dû rester cinq minutes de plus avant de partir. Lui téléphoner pour rien. Passer juste pour jaser. Prendre une marche. Partager un café. Des petites choses qui, sur le coup, semblent banales, mais une fois qu'elles ne sont plus possibles, deviennent des trésors perdus.

Puis l'âge a commencé à la rattraper. Son corps ralentissait. Sa voix aussi. Je le voyais, une visite à la fois, un été à la fois, comme si elle se rapetissait doucement, sans faire de vague. Et moi, je continuais ma vie à toute vitesse, persuadée qu'on avait encore du temps devant nous.

C'est fou comme on pense toujours qu'on a du temps.

Et là, elle part.

Juste au début de ma propre bataille.

Je ne peux même pas aller rejoindre ma famille. Je suis isolée dans ma chambre, trop à risque. Alors je pleure, seule, dans le silence, le cœur en miettes. Je ferme les yeux et je la revois assise à sa table, une tasse de thé dans les mains, toujours contente de me voir. Je repense à tous ces souvenirs : nos soupers en famille, la première fois qu'elle a vu mes enfants, les après-midis dans le jardin, son rire, sa simplicité, sa façon de me faire sentir aimée.

Je lui parle doucement. Je lui demande de veiller sur moi.

De rester près, d'une façon ou d'une autre. Je n'ai même pas les mots exacts... juste un murmure, un besoin instinctif de sentir qu'elle n'est pas complètement partie. Que son amour continue quelque part.

Ce soir-là, j'ai envie d'abandonner.

J'ai peur.

Je suis épuisée jusque dans l'âme, comme si chaque fibre de mon corps disait « je ne suis plus capable ». Je n'ai pas envie de me battre. Pas envie d'avoir mal. Pas envie que les autres me voient souffrir, perdre mes forces, perdre mes cheveux, perdre des morceaux de moi… tout ça pour peut-être mourir pareil l'an prochain.

J'ai le vertige. Une pensée qui serre la gorge. Le genre de pensée qu'on ne dit pas à haute voix, mais qui prend toute la place dans la poitrine.

C'est ça, le cancer : parfois ça fait mal au corps, et parfois ça arrache le cœur en même temps.

Mais malgré la peur, malgré l'épuisement, une autre pensée monte doucement.

Une pensée qui me fait respirer un peu mieux.

Si jamais la maladie devait m'emporter trop tôt, je sais qu'elle sera là.

De l'autre côté.

À m'attendre.

Une main tendue, un sourire, comme toujours. Comme si elle marchait devant moi pour éclairer le chemin.

Ma grand-maman Lucille, mon ange pour la suite.

## 4E TRAITEMENT D'AC

Malgré ma condition fragile, on va de l'avant avec le quatrième et dernier traitement d'AC. Mes globules blancs sont à la limite de la neutropénie, mais encore assez élevés pour recevoir la dose. J'ai vraiment peur que ce traitement-là m'achève, mais contre toute attente, il passe un peu mieux. Peut-être parce que je sais que c'est le dernier. Peut-être parce que je sens une lueur d'espoir. Terminé, le poison rouge !

Et surtout, il a porté fruit. La masse dans mon sein, autrefois grosse comme une clémentine, est maintenant réduite à une simple petite olive. Je peux encore la palper, mais c'est une victoire concrète. J'ai traversé quatre traitements. Le pire, je l'espère, est derrière moi. Je respire mieux.

Les jours passent à la suite de ce dernier traitement, mais mon état de santé se dégrade. La fièvre entre en scène. Direction hospitalisation. On me fait passer une batterie de tests : scan des poumons, culture sanguine, analyses d'urine. Rien ne sort.

Pas de pneumonie.

Pas d'infection détectable.

Juste un corps épuisé, affaibli par la maladie.

On me garde pour la journée, puis je peux rentrer. Repos obligatoire. Mon oncologue veut me revoir d'ici quelques jours, avant de débuter le prochain protocole de chimiothérapie.

Lors de notre rencontre, l'oncologue est plus inquiète cette fois. Je suis faible, épuisée, et je n'arrive pas à reprendre des forces. Puis les résultats sanguins tombent : mes neutrophiles sont trop bas, malgré les injections de Grastofil. Verdict sans appel : on doit annuler le premier traitement du deuxième cycle de chimiothérapie. C'est la première fois que ça m'arrive, et je suis complètement anéantie. J'ai cette peur viscérale que le cancer, lui, ne prenne pas de pause. Qu'il profite de ce répit pour reprendre du terrain. La tumeur allait si bien… Je suis terrifiée.

Mon oncologue me propose quelque chose qui me brise le cœur : quitter la maison familiale pour aller vivre temporairement chez ma mère, qui habite seule et qui pourra m'offrir une zone sécuritaire pour me reposer. Rien que l'idée de laisser mes enfants derrière me donne envie de pleurer. Mais ses mots sont tranchants : « Mieux vaut les quitter quelques semaines que pour la vie. »

Elle a raison. Mon système est à plat. Un autre virus pourrait me coûter très cher.

J'ai une boule dans la gorge en préparant ma valise. C'est à ce jour un des moments les plus déchirants de ma vie. Ce sentiment d'abandonner mes enfants. De ne pas savoir s'ils vont s'ennuyer, s'ils vont comprendre. Et cette pensée noire : est-ce un avant-goût de ce qui les attend si je meurs ?

## LA NUIT LA PLUS NOIRE

Ce soir-là, je sombre. Sans censure : j'ai envie de mourir. Je pleure comme jamais. Pas de petites larmes discrètes, des sanglots bruyants, désespérés, des torrents de douleur que je ne peux plus contenir. Je suis fatiguée de me battre. Fatiguée de faire semblant d'être forte. Je veux que ça cesse.

Juste un instant de paix.

J'ai maintenant compris ce que ça veut dire, "toucher le fond".

Juste avant de partir chez ma mère, je reçois un colis. Sur l'étiquette : Victoria's Quilts Canada.

J'avais rempli un formulaire des semaines plus tôt. À l'intérieur du grand paquet, je découvre une magnifique courtepointe faite à la main, cousue par des bénévoles pour des patients atteints de cancer. J'éclate en larmes. Ce n'est qu'une couverture... mais elle m'enveloppe d'un réconfort que je n'attendais plus. C'est un rappel que le monde, parfois, peut encore être doux.

Dès mon arrivée chez ma mère, je sens que cette pause forcée sera salvatrice. Je me repose. Ma mère me cuisine des petits plats maison, me prépare des tisanes. On regarde des films, on jase, on rit un peu. Je n'ai rien à faire, sauf reprendre des forces. Je dors. Enfin. Des vraies nuits, des siestes profondes. Et pour la première fois depuis longtemps, je sens mon corps récupérer.

C'est son anniversaire aujourd'hui en plus. Étrange la vie parfois, n'est-ce pas ? On mange du gâteau, on célèbre doucement. Ce n'est pas un party, mais c'est précieux. Ce moment mère-fille ne serait jamais arrivé sans la maladie. Comme quoi même au cœur du chaos, il y a des perles.

## UN NOUVEAU SOUFFLE

Après une semaine, je me sens revivre. Je m'ennuie des enfants, mais les appels vidéo m'aident à tenir. Benoît gère tout comme un champion. Et une part de moi se rassure en voyant que, même si je n'étais plus là, ils s'en sortiraient les trois ensemble. Ça fait mal d'y penser, mais c'est aussi une forme de paix.

Les prises de sang sont bonnes cette fois. Mes neutrophiles sont remontés. Mon corps est prêt. Je vais pouvoir commencer le Taxol, la nouvelle phase du traitement. Je suis soulagée et excitée de retrouver ma maison.

Je téléphone à mon amoureux pour lui annoncer la bonne nouvelle, tout heureuse de faire mes valises.

Et là, la mauvaise nouvelle tombe :

« Sarah, le petit a des boutons partout. Il fait de la fièvre. Il a attrapé une maladie contagieuse. »

Je m'effondre. Encore. Je ne pourrai pas rentrer. Je ne pourrai pas commencer le Taxol avec mon chum à mes côtés. Mon fils est malade, et je dois garder mes distances.

Une autre semaine loin d'eux.

Une autre montagne à gravir.

J'ai le cœur en miettes. Mon nouveau cycle commence dans 48 heures.

## LA MÉNOPAUSE, LE FEU ET LES LARMES

Un fait méconnu de la chimiothérapie contre le cancer du sein, c'est qu'elle induit une ménopause temporaire chez les femmes plus jeunes. Généralement, le cycle revient dans les mois ou les années suivant la fin des traitements, du moins, lorsqu'il n'y a pas d'hormonothérapie. Mais pendant un certain temps, notre corps entre dans une zone de transition brutale, inattendue, imprévisible.

Chaque femme réagit différemment. Certaines n'ont pratiquement aucun symptôme. Moi, j'alterne entre trop chaud et trop froid. Je peux grelotter, emmitouflée sous mes couvertures, puis me retrouver en sueur, à moitié nue avec une serviette glacée dans le cou, trente secondes plus tard.

Mes bouffées de chaleur sont particulièrement fortes le soir et la nuit, surtout à l'heure où je me couche. Aussitôt que mon corps commence à se détendre, la vague monte.

Avant même la chaleur, il y a cette sensation d'angoisse étrange, une petite nausée, puis soudainement, je suis en feu. Mon corps transpire, mon cœur s'emballe. Ça dure deux, trois minutes tout au plus. Puis ça redescend, comme une tempête qui passe. C'est tolérable, mais franchement désagréable. Et dans le bain... c'est l'enfer. Si une bouffée arrive dans l'eau chaude, j'ai littéralement l'impression que je vais perdre connaissance. Je dois faire couler de l'eau froide sur mes jambes pour ne pas tomber dans les pommes.

Mais les hormones, ce n'est pas qu'une affaire de thermomètre interne. C'est aussi une explosion dans la tête, dans le cœur. Déjà que le cancer t'amène dans des montagnes russes émotives, les changements hormonaux viennent y greffer des imprévus.

Et moi... je ne sais plus trop si je "gère bien" mes émotions ou non. Mais au fond, ça veut dire quoi, gérer ses émotions quand on se bat pour sa propre vie ?

Je me sens divisée. Comme si deux femmes cohabitaient en moi.

Il y a la première, celle qui voit la vie en rose, même avec le cancer. Celle qui met un peu de maquillage le matin pour se rappeler qu'elle est encore une femme, pas juste une patiente. Celle qui médite, lit sur les rémissions improbables, croit aux miracles et se répète que cette épreuve la transformera pour le mieux.

C'est elle qu'on félicite. Qu'on appelle guerrière.

Elle serre ses enfants dans ses bras, les yeux pleins de lumière, convaincue qu'elle sera là dans dix ans pour les voir grandir.

Et puis il y a l'autre. Celle qui tremble en silence. Celle qui lit les statistiques en pleurant, qui voit son reflet dans le miroir et n'y reconnaît plus rien.

Celle qui se sent lâche, pitoyable, cassée en mille morceaux.

Elle passe la journée au lit parce que son corps est trop lourd, trop usé, trop nauséeux. Elle mange ce qu'elle veut, sans réfléchir, parce qu'au fond... est-ce que ça changera vraiment quelque chose ? C'est elle aussi qui écrit des lettres d'adieu, doucement rangées dans un coffre, pour ses enfants.

Des lettres pleines d'amour, de tristesse et d'espoir. Des lettres qu'elle espère ne jamais voir lues.

Deux femmes.

Un seul corps.

Deux réalités qui cohabitent, se chevauchent, s'alternent.

J'aimerais dire que je suis toujours la première. Mais ce serait mentir.

C'est ça, la réalité du cancer.

Sans filtre.

Sans censure.

*Certains jours, je me sens invincible. D'autres, je ne sais même pas comment j'ai fait pour me lever. Mais dans les deux cas, je continue d'avancer.*

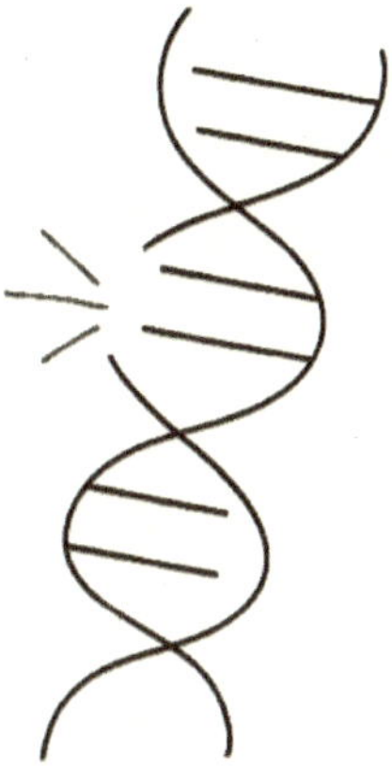

*Chapitre 13*

# MUTATION GÉNÉTIQUE

Une simple prise de sang peut tout changer.

En janvier, je passe un test de dépistage génétique pour savoir si je suis porteuse d'une mutation qui augmente considérablement le risque de cancer du sein.

Je me rends au centre de recherche du CHUM, où je rencontre une généticienne. Elle m'explique les grandes lignes :

- Les mutations
- Le fonctionnement du test
- Les implications possibles sur ma santé et sur celle de mes enfants.

Il n'y a aucun cancer du sein dans ma famille. Rien ne laisse croire que le résultat sera positif. Et pourtant, à cause de mon jeune âge et de mon type de cancer (triple négatif), on soupçonne un facteur génétique.

Deux gènes seront analysés en priorité : BRCA1 et BRCA2, parmi une vingtaine testés.

La prise de sang est simple, rapide. Quelques secondes à peine. Mais ce qu'elle peut révéler n'a rien de simple.

## LE POIDS D'UN RÉSULTAT

Quelques semaines plus tard, je suis étendue dans mon lit au sous-sol, encore en train de me remettre de la dernière chimio. Le corps lourd, la tête qui flotte, cette fatigue d'après-guerre qui s'installe toujours quelques jours après le traitement. J'essaie de respirer un peu.

Et puis, le téléphone sonne.

Un numéro inconnu s'affiche.

Mon cœur part en vrille immédiatement.

Je me redresse. Je ferme la porte de la chambre, comme si ça pouvait me protéger. Comme si ça pouvait ralentir ce qui s'en vient.

J'ai les mains moites.

Je fixe l'écran, incapable d'appuyer sur « répondre ».

Tout mon corps dit non.

Non, pas encore. Pas une autre mauvaise nouvelle. Pas aujourd'hui. Je le sais. C'est l'hôpital.

Depuis le diagnostic, je déteste les numéros inconnus. Chaque appel qui n'a pas de nom est une menace. J'en viens même à croire que je développe une phobie du numéro inconnu, littéralement. Ça sonne et je me fige, comme si ma vie dépendait de la prochaine phrase qui va sortir du combiné.

Je décroche.

« Bonjour Sarah. Je vous téléphone du département de génétique. On s'est rencontrées le mois dernier. Est-ce un bon moment pour vous parler ? »

Je sens ma gorge se serrer. Les larmes montent. Je sais ce qui s'en vient, mais je refuse de l'entendre.

« Je n'ai malheureusement pas de bonnes nouvelles. Vous êtes porteuse de la mutation génétique BRCA2. Je suis désolée. »

C'est confirmé. Je porte une mutation qui change tout. Et soudain, ce n'est plus juste mon corps qui est concerné. Ce sont mes enfants. Ils ont 50 % de chances d'hériter de cette mutation.

Mon cœur de mère se brise.

Je pense à ma fille. Si elle est porteuse, elle devra peut-être subir une mastectomie préventive à seulement 22 ans. Je pense à mon fils. Lui aussi aura des risques accrus de certains cancers. Ce que j'ai peut-être transmis, malgré moi, me fait terriblement peur.

La généticienne est douce, très humaine. Elle prend le temps de me réexpliquer les grandes lignes, avec une voix lente et rassurante. Elle me demande si je tiens le coup, si je veux qu'on arrête un instant. Elle me laisse pleurer, sans jugement, simplement présente. Elle m'informe qu'elle m'enverra sous peu tous les documents explicatifs par la poste, ainsi qu'une lettre destinée à ma famille. Cette lettre pourra être remise à mes proches pour qu'ils puissent, à leur tour, passer le test et retracer la source de la mutation.

Quand je raccroche, mes jambes me lâchent presque. Je suis incapable d'ouvrir la porte. Je reste figée là, dans le silence, à pleurer toutes les larmes de mon corps. Je ne comprends pas ce qui m'arrive. J'ai l'impression d'être dans un mauvais rêve, comme si j'allais me réveiller en me disant que tout ça, c'était une mauvaise blague.

Il y a quelques mois à peine, je ne pensais même pas qu'un cancer pouvait me toucher. Et maintenant, me voilà au cœur d'un cauchemar : un cancer agressif, des traitements de chimiothérapie lourds, des chirurgies à venir, et une mutation génétique qui vient mettre une bombe dans l'arbre généalogique.

C'est trop. Mon corps est déjà vidé par les traitements. Mon cœur, maintenant, est traversé par une nouvelle peur. J'ai envie de vomir. J'ai envie de disparaître juste un moment, de mettre tout sur pause. De me réveiller.

Pourquoi moi ? Qu'est-ce que j'ai fait pour mériter tout ça ?

Je n'ai pas de réponse. Juste cette tempête qui ravage tout à l'intérieur. Un mélange de colère, d'injustice, de peur brute. Une impression de me dissoudre de l'intérieur, comme si plus rien n'avait d'ancrage.

J'ai envie de disparaître, de sortir de mon propre corps juste pour arrêter d'avoir mal. Je voudrais revenir en arrière, appuyer sur pause, attraper un peu d'air avant de replonger.

Tranquillement, les sanglots se calment. La vague redescend. Et pourtant... quelque chose en moi s'est fissuré. Une ligne de plus qui craque, silencieuse mais irréversible.

Je ne suis plus la même. Je ne serai plus jamais la même.

## COMPRENDRE LE BRCA2

Le BRCA2 est une mutation génétique qui augmente considérablement le risque de certains cancers. En moyenne, une femme a environ 12 % de risque de développer un cancer du sein au cours de sa vie, selon ce que j'ai pu lire en ligne. Certaines estimations parlent d'environ 13 %. Cela signifie qu'en gros, 1 femme sur 8 sera concernée au cours de sa vie par un cancer du sein.

Pour une femme porteuse du BRCA1 ou BRCA2, ce risque peut aller jusqu'à environ 80 %.

Le risque de cancer des ovaires augmente aussi de façon marquée : de 1 % dans la population générale à jusqu'à plus de 40 % selon la mutation.

On parle aussi d'un risque accru de cancer du pancréas, de la peau, et chez les hommes, de cancer de la prostate... et du sein.

Oui, les hommes aussi peuvent avoir un cancer du sein.

Quand une mutation est confirmée, on propose une mastectomie bilatérale préventive, ainsi que le retrait des ovaires et des trompes vers 35-40 ans. Ce sont des décisions lourdes, mais elles permettent de réduire considérablement les risques. Je pourrai discuter de tout ça avec l'oncologue et la chirurgienne.

Une fois le résultat reçu, j'en informe mes parents pour qu'on remonte à la source. Mon frère et mon père doivent être testés. Le risque ne me concerne pas seulement moi.

Quelques semaines plus tard, mon père reçoit son résultat. Il est lui aussi porteur.

Puis c'est le tour de mon frère. Positif, lui aussi.

Je suis tellement triste pour eux.

J'aurais tant voulu porter ce fardeau seule.

Après cette annonce, tout s'accélère. Je rencontre ma chirurgienne spécialisée pour discuter des résultats. La décision est prise sur le champ : ce sera une mastectomie bilatérale.

Avec BRCA2, le risque de récidive est trop grand. Ce choix est clair pour moi depuis le départ, même avant le test génétique. Mais maintenant, il n'y a plus de doute.

Je rencontre aussi une gynécologue pour discuter du retrait des ovaires et des trompes. On me propose deux options :

1. Attendre mes 40 ans.
2. Opérer maintenant, malgré les effets secondaires majeurs de la ménopause à 32 ans.

Je choisis d'opérer. Je ne veux pas laisser la moindre chance au cancer de revenir. Je veux tout faire pour rester en vie, même si ça implique des conséquences sur ma santé osseuse, cardiovasculaire et hormonale.

J'assume.

Je ne veux pas me dire plus tard que j'aurais pu prévenir un autre cancer et que je ne l'ai pas fait.

## UNE PEUR QUI DÉPASSE LA MIENNE

J'ai toujours eu peur de ne pas voir grandir mes enfants. Mais aujourd'hui, une autre peur me ronge encore plus profondément. J'ai peur qu'ils aient à traverser, eux aussi, cette épreuve un jour. Qu'un jour, ce soit leur tour de s'asseoir dans un bureau du département d'oncologie, la gorge nouée, le cœur en panique.

Qu'un médecin leur parle d'un gène, d'un risque, d'une masse.

Je tente de me rassurer comme je peux. De me dire que la médecine avance, qu'ils auront accès à des suivis, qu'ils auront le choix, qu'ils pourront prévenir.

Moi, je n'ai pas eu la chance de prévenir.

On m'a laissée attendre.

Attendre qu'un cancer triple négatif s'installe sournoisement.

Attendre qu'il devienne trop gros pour être ignoré.

Attendre que la douleur me force à crier plus fort pour qu'on m'écoute enfin.

Attendre qu'il y ait des disponibilités dans notre système de santé saturé.

Et peut-être que ce délai a tout changé.

Peut-être que ce temps perdu a permis à la maladie de progresser.

Mais eux...

Eux auront l'information.

Et j'espère qu'ils n'auront jamais à attendre.

*Je ne comprends pas toujours pourquoi la vie frappe si fort, mais j'apprends à ne plus chercher le sens. J'avance, parce que c'est tout ce que je peux faire.*

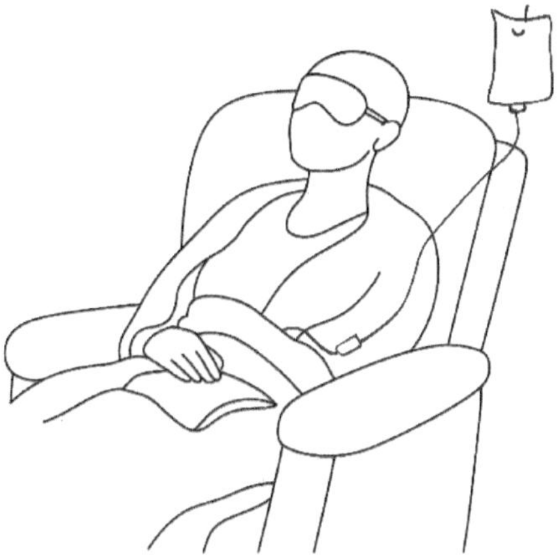

*Chapitre 14*

# CHIMIO TAXOL

Le Paclitaxel, mieux connu sous le nom de Taxol, est l'un des traitements de chimiothérapie les plus utilisés, autant dans les cas de cancer du sein que pour d'autres types de cancers, comme ceux des ovaires, des poumons ou du pancréas. Il fait partie de la famille des taxanes, aux côtés du Taxotère, un autre médicament assez courant.

Le Taxol est dérivé de l'écorce d'un arbre, l'if du Pacifique. Un arbre ancien, toxique, utilisé jadis comme poison.

À l'époque des Gaulois, on enduisait même les flèches de sa sève pour mieux terrasser l'ennemi.

Et me voilà, quelques siècles plus tard, assise dans un fauteuil de chimiothérapie, prête à me faire injecter ce poison millénaire... non pas pour tuer un adversaire, mais pour me sauver la vie.

La vie est pleine de paradoxes.

Comme mentionné dans le chapitre où je présente mon protocole, le Taxol est souvent administré en douze petites doses hebdomadaires. Mais dans mon cas, on a opté pour une version accélérée : quatre doses bihebdomadaires, plus concentrées, donc plus longues et potentiellement plus intenses.

Chaque rendez-vous s'étire sur environ cinq heures. Un véritable marathon pour les veines et le mental.

## EFFETS SECONDAIRES COURANTS

Parmi les effets secondaires possibles du Taxol, on retrouve :

- La perte des cils, sourcils et poils corporels
- Les neuropathies (engourdissements, fourmillements, douleurs dans les mains, les pieds ou le visage)
- Les douleurs musculaires et articulaires
- L'inflammation des muqueuses (surtout la bouche)
- Les troubles digestifs (moins présents que sous AC, mais possibles)
- La rétention d'eau
- Les ongles striés ou décolorés
- Les réactions cutanées
- Et, plus rarement, des réactions d'hypersensibilité graves (choc allergique)

Pour limiter les risques de réaction allergique, des antihistaminiques et corticostéroïdes sont administrés en prémédication, incluant souvent du Benadryl et une dose de Décadron. Ce combo provoque presque toujours une grande somnolence.

## C'EST UN DÉPART !

Comme mon fils est encore malade et que je dois éviter tout microbe, c'est mon père qui m'accompagne. Il s'installe avec un livre, prêt à m'attendre pendant les cinq heures de traitement.

Je suis chanceuse d'avoir des gens précieux à mes côtés.

Cette fois, je ne suis pas dans la petite salle chaleureuse où j'ai reçu l'AC. On me dirige vers une grande pièce en demi-cercle, où huit fauteuils sont installés. Plusieurs patients dorment déjà. L'ambiance est très différente. Intimidante. Un peu plus lourde. Un peu moins intime.

Mon bras gauche est épuisé. Ma veine ne veut rien savoir. On tente une fois, deux fois... puis on change de bras. Quatre tentatives plus tard, l'injection est finalement prête. L'aiguille tient. On m'administre la prémédication. Je commence déjà à planer. Ma tête devient lourde. Le Benadryl fait son effet.

Mon infirmière, une femme d'une douceur incroyable avec un charmant accent français, m'explique que je vais sûrement dormir une bonne partie du traitement. Parfait. Mon corps en a besoin. Je me bats contre le sommeil au début, pour rester alerte au cas où je ferais une réaction. Et ça ne rate pas : mon bras devient rouge, des démangeaisons apparaissent. Rien de dramatique, mais assez pour m'inquiéter.

L'infirmière ralentit le débit, rince mes veines avec un soluté. La sensation s'estompe. Ouf.

On peut maintenant envoyer le Taxol.

J'ai dormi deux bonnes heures. Je me réveille au milieu du traitement. Je grignote, je discute avec mon père, avec les autres patients. Je suis étonnamment bien. Pas de nausées. Pas de vertiges. Presque… normale.

Je quitte l'hôpital en pleine forme. Je mange, je ris, je regarde un film. Je dors toute la nuit. Et je me réveille, encore une fois, en pleine forme.

Je me surprends moi-même à m'inquiéter d'aller trop bien.

C'est absurde, mais après avoir traversé l'enfer du AC, mon cerveau associe désormais l'efficacité des traitements à leur violence. Plus ça frappe fort, plus j'ai l'impression que ça fonctionne. Et là… rien.

Pas de nausée.

Pas de brouillard.

Pas de découragement rampant sur le plancher de la salle de bain.

Juste un retour à la maison, un repas normal, une nuit de sommeil paisible. Et l'angoisse sourde qui s'installe :

Est-ce que la chimio a marché ?

Est-ce qu'ils m'ont bien injecté le bon produit ?

Est-ce que c'est assez fort pour empêcher le cancer de reprendre du terrain ?

C'est fou comme l'esprit peut s'habituer même à la souffrance, au point de s'en méfier quand elle disparaît.

Puis, après 24 heures, ça commence sournoisement. Douleurs dans les jambes, dans les mollets surtout. Pas comme des courbatures... une douleur étrange, sourde, nerveuse.

Je commence par du Tylenol. Zéro effet. Je passe au Lyrica, prescrit pour prévenir les neuropathies. Ça soulage.

Les symptômes disparaissent en quelques jours. Les engourdissements dans les doigts, eux, ne durent qu'une journée. C'est définitivement beaucoup plus tolérable que le AC pour moi.

Je retourne enfin à la maison. Mon cocon me manquait tellement. Mes enfants, mon amoureux, ma salle de bain, mon lit... mais le choc du retour est rude.

Après deux semaines de silence et de paix chez ma mère, me retrouver dans l'intensité du quotidien familial, c'est brutal. Deux enfants pleins d'énergie. Un conjoint débordé. Un corps encore en traitement.

J'ai peur de m'épuiser à nouveau.

## ADIEU PILOSITÉ

Je n'ai plus un seul cheveu sur le crâne. Je ne porte pas de perruques. Trop chaudes, trop inconfortables, trop artificielles. Je ne me reconnais pas. Je préfère ma tuque ou assumer mon coco. Je me montre telle que je suis. Pas pour choquer, mais pour dire la vérité : voici ce à quoi ressemble une femme en chimiothérapie.

Mes sourcils commencent aussi à tomber sous Taxol. Ce n'est pas aussi rapide que les cheveux, mais c'est visible. Je me maquille avec un crayon à sourcils pour cacher les trous, puis je découvre un produit magique qui ressemble à un tatouage semi-permanent. Pas pour plaire aux autres, mais pour me sentir moi-même. Me voir sans cheveux, étonnamment, ne me perturbe pas tant que ça. Il y a même quelques avantages insoupçonnés : pas de shampoing, pas de séchage, pas de frisottis imprévus. Un petit vent de liberté capillaire, si on veut.

Mais me voir sans sourcils... ouf. Là, c'est autre chose. C'est frappant. Ça change complètement l'expression du visage. Ça hurle la maladie. On dirait que sans sourcils, même le regard perd un peu de sa lumière. C'est souvent à ce moment-là qu'on commence à vraiment ressembler à l'image qu'on se faisait d'une personne en chimio.

Je perds aussi tous mes poils. Partout. Oui, partout. Même dans mon nez.

On parle souvent de la perte des cheveux ou des sourcils, mais on oublie de mentionner que la chimiothérapie ne fait pas dans le détail : elle rase tout sur son passage. Plus de jambes à raser, plus de poils sous les bras, plus besoin d'épilation du bikini... sur papier, ça peut presque sembler pratique.

Mais voilà. On perd aussi les poils de nez. Et c'est là, pour la première fois de notre vie, que l'on comprend à quel point ces petits poils discrets jouaient un rôle essentiel. Sans eux, chaque bouffée d'air devient un ticket express pour la gorge. On éternue plus souvent. On se surprend à renifler en boucle, comme si quelque chose n'allait pas... parce que quelque chose ne va pas. Le système de filtration naturel a disparu. Même l'air sec ou les odeurs fortes deviennent de véritables agressions. Bref, on en vient à regretter nos poils de nez.

Comme quoi, même les choses les plus banales prennent une tout autre valeur quand on les perd.

## LES MUQUEUSES AUSSI PRENNENT UN COUP.

La chimiothérapie ne fait pas la différence entre les bonnes et les mauvaises cellules : elle attaque en priorité celles qui se divisent rapidement. Malheureusement pour nous, ce n'est pas une caractéristique réservée aux cellules cancéreuses. Nos cellules des muqueuses buccales, digestives, vaginales ou nasales se régénèrent rapidement, elles aussi.

Résultat ? Nos muqueuses se retrouvent en première ligne du champ de bataille. Sensibilité, sécheresse, brûlures, et dans mon cas... une jolie petite infection à la bouche pour couronner le tout.

Mon équipe me prescrit alors le fameux "magic mouthwash", littéralement le rince-bouche magique. Une concoction de pharmacien digne des meilleures potions de sorcier.

À l'intérieur ? Un mélange souvent composé d'un anesthésique local (comme la lidocaïne pour engourdir), d'un antihistaminique ou anticholinergique (comme le Benadryl, pour calmer l'inflammation), d'un antifongique (type nystatine pour prévenir la prolifération de levures), et parfois d'un corticostéroïde ou d'un antibiotique selon le besoin.

Une gorgée, un bon gargarisme, et hop, je retrouve peu à peu un brin de confort. Ce n'est pas un mojito, mais dans mon état, ça fait presque le même effet.

Sinon, le Taxol n'est pas doux, mais il est différent. Les effets sont plus lents, plus sournois, mais plus faciles à supporter que l'AC. Je suis fatiguée, oui. Mais je tiens debout. Et je progresse.

## LA PANDÉMIE DE COVID-19

Puisque la vie semble avoir un malin plaisir à tester mes limites, elle décide de pimenter l'aventure en y ajoutant une petite touche mondiale : une pandémie.

Je ris doucement dans ma tête. Un rire sec, un peu nerveux. Après le diagnostic, après le BRCA, en plein milieu de mes traitements, voilà qu'une pandémie mondiale débarque. L'humanité au complet commence à paniquer devant un virus, pendant que moi, je suis déjà enferrée dans ma propre tempête depuis des mois.

L'ironie est tellement grosse que ça en devient presque comique.

On m'écrit. On m'appelle. On me demande si j'ai peur. Si je suis inquiète. Et pourtant, je suis probablement l'une des seules personnes que je connaisse à ne pas craindre ce virus. Peut-être parce que j'ai déjà un cancer agressif qui essaie activement de me tuer. Peut-être parce que la peur a atteint son quota chez moi. Ou peut-être simplement parce que je suis arrivée à ce fameux lâcher-prise. Celui dont on parle dans les livres spirituels. Celui qui fait qu'à un moment donné, tu te dis : si c'est ça qui doit m'emporter, eh bien, ce sera ça.

C'est étrange, cette synchronicité. Alors que je croyais être la seule à voir son monde s'effondrer, voilà que c'est toute la planète qui s'effondre en même temps.

Confinement.

Fermetures.

Écoles annulées.

Travail suspendu.

L'humanité entière entre en mode survie, comme moi.

C'est à la fois troublant et réconfortant. Je ne suis plus seule dans l'instabilité. Ma situation devient soudainement moins imposante.

Concrètement, ce virus vient surtout bouleverser mes déplacements. Je dois désormais faire mes traitements seule. Les règlements changent. Plus de visiteurs. Plus de bras pour tenir le mien. Mon conjoint doit rester avec les enfants, maintenant tous à la maison.

Une maman de l'école propose de m'accompagner à l'hôpital. Un pur geste d'humanité. Je suis toujours touchée de voir à quel point, dans le chaos, la générosité humaine ressort.

À la télé, le mot "coronavirus" est répété jusqu'à l'épuisement. Le ton est alarmiste. L'ambiance, apocalyptique. Je n'ai pas la télé, mais j'ai la planète entière qui me fait les bulletins avec passion.

Et pourtant, je ne peux m'empêcher de penser à ceci : le cancer est une autre pandémie. Silencieuse. Non contagieuse. Mais dévastatrice. Et on en parle trop peu. Peut-être parce qu'il ne fait pas vendre autant de vaccins, de masques et de gels désinfectants.

Je pense à celles qui vivent leur tout premier traitement. Celles qui viennent à l'hôpital pour la première fois, le cœur battant, la gorge nouée, sans savoir à quoi s'attendre… et sans personne pour les accompagner. Pas de main à tenir. Pas de regard rassurant.

Juste elles, seules, face à l'inconnu, dans une salle impersonnelle où tout le monde porte un masque.

Ça me brise le cœur. Ce n'est pas humain.

Le cancer, c'est déjà un combat solitaire, mais dans ces conditions, il devient carrément inhumain.

Je complète mes traitements dans une salle masquée, aseptisée, en isolement, où même les regards sont distants. Je suis une fille de sourires, de jasette, de chaleur humaine. Et là, tout est figé.

Deux traitements, trois traitements… puis quatre.

C'est dans ce décor figé que se termine ma chimiothérapie.

Pas de cloche.

Juste moi, une perfusion, et un corridor vide.

Et pourtant, malgré la solitude, malgré les montagnes russes, et malgré les incertitudes qui restent, je ressens quelque chose de puissant monter en moi. Une transformation.

J'ai l'impression que je ne sortirai jamais d'ici pareille.

*Une partie de moi est en train de mourir. Et contre toute attente, c'est peut-être le début de tout ce que je suis vraiment.*

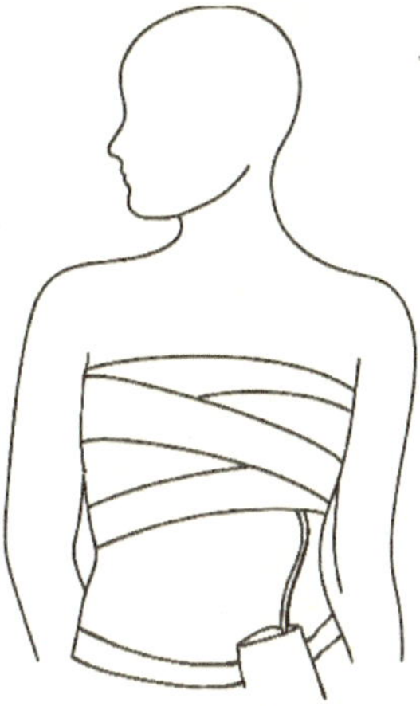

*Chapitre 15*

# LA MASTECTOMIE

Durant les traitements de Taxol, alors que le résultat du test génétique venait de tomber, j'ai dû commencer à planifier la prochaine grande étape : la mastectomie.

Étant porteuse de la mutation BRCA2, la décision n'était pas vraiment à prendre à moitié. C'est les deux seins qu'on va m'enlever.

Mais avant la chirurgie, je suis dirigée vers une clinique de chirurgie plastique affiliée à l'hôpital, entièrement couverte par la RAMQ. Juste pour explorer les options. Par curiosité.

Je me présente donc à cette clinique chic de Montréal. Dès que j'y entre, je comprends que je ne suis pas au bon endroit.

Des affiches de femmes refaites de la tête aux pieds, des dépliants pour toutes sortes de chirurgies esthétiques, et des murs tapissés de seins parfaits.

Pas un mot sur le cancer.

Pas une trace de vulnérabilité.

Juste des corps idéalisés.

Je m'installe dans un fauteuil qui vaut probablement plus cher que mon salon au complet. Et je me dis : je ne suis pas ici pour avoir des seins de rêve. Je suis ici parce qu'on doit m'enlever les miens pour me sauver la vie.

La chirurgienne entre dans la pièce. Elle est magnifique. Blonde, impeccable, peau parfaite, lèvres dessinées. Elle ressemble à une publicité pour un spa de luxe. Et c'est à elle que je dois montrer ma poitrine abîmée, ma peau pâle, mes cernes, ma vulnérabilité crue.

Je suis chauve, vidée, avec pour seul maquillage un crayon à sourcils. Je me sens petite. Fragile.

Elle me présente les différentes options de reconstruction avec sérieux et professionnalisme, me décrivant les résultats, les techniques, les délais, les avantages. Elle semble convaincue de son expertise.

Et pendant qu'elle parle, je remarque un détail qui me fait sourire intérieurement : son nom est à l'envers sur sa blouse.

J'espère qu'elle est plus minutieuse avec un scalpel qu'avec une épingle.

Blague à part, elle est sincèrement gentille. Pas du tout froide comme je l'avais imaginée en entrant. Elle prend le temps de tout m'expliquer avec douceur et respect.

Et voici ce que j'apprends :

### 1. Les prothèses mammaires avec expanseurs

Les prothèses mammaires, ou implants en silicone sont l'option la plus répandue. Lors de la mastectomie, on insère un expanseur derrière le muscle pectoral. Ce ballon est ensuite gonflé graduellement, semaine après semaine, jusqu'à obtenir le volume désiré.

Après la pose des expanseurs tissulaires, la chirurgie de reconstruction avec prothèses permanentes a généralement lieu environ 3 à 6 mois plus tard. Mais ce délai dépend de plusieurs facteurs. S'il faut recevoir de la radiothérapie, on attend souvent la fin du traitement, et même plusieurs mois de guérison après, car la peau irradiée guérit moins bien. Il faut que la peau et les tissus aient bien cicatrisé autour des expanseurs. Ce délai peut donc facilement s'étendre à un an.

C'est une méthode éprouvée. Mais elle n'est pas sans risques : douleurs, rejet, déplacement, complications... et ironie du sort, certaines prothèses mammaires texturées ont déjà été associées à un cancer rare appelé lymphome anaplasique à grandes cellules.

On retirait des seins pour éviter le cancer... pour en poser d'autres qui pouvaient finalement en déclencher un.

Heureusement, ces modèles texturés ont depuis été retirés du marché et ne sont plus utilisés. Mais tout de même. C'est un détail qui fait réfléchir.

### 2. Le DIEP (transfert de tissus abdominaux)

Pour le DIEP, on prélève une portion de peau, de graisse et de vaisseaux sanguins du ventre, qu'on utilise pour recréer une poitrine plus « naturelle ». C'est une microchirurgie complexe, qui peut durer jusqu'à huit heures. Les vaisseaux doivent être reconnectés un à un. En cas de mauvaise reprise, il y a un risque de nécrose. Mais le résultat est souvent superbe, naturel. La texture est souple. Et bonus : on ressort avec un ventre plat, un peu comme un « mommy makeover » chirurgical.

Elle me le vend bien. Mais je ne suis pas ici pour flatter mon ego. Mon ventre post-grossesse me va très bien. Il a donné la vie deux fois. Je n'ai rien à lui reprocher. Je n'ai pas envie d'aller jouer sur des tissus sains.

### 3. Le grand dorsal

Pour le grand dorsal, on prélève un muscle entier dans le dos, qu'on amène à l'avant (flip) pour recréer la poitrine. Moins complexe que le DIEP, la chirurgie dure environ 3-4 heures. Les vaisseaux restent intacts. Peu de risque de rejet. Mais on perd un muscle du dos. Certaines femmes développent des douleurs au dos, une perte de force, des limitations physiques.

Et moi, je me dis : mon dos va bien. Pourquoi le charcuter ?

### 4. La reconstruction à plat

Puis, il existe une dernière option. Celle qu'on ne m'a pas présentée spontanément ici. C'est celle que j'ai dû nommer moi-même. Logique, puisque je suis actuellement dans une clinique de chirurgie plastique. Si j'opte pour cette option, la chirurgienne qui se trouve devant moi n'a aucun rôle à jouer. Ce sera simplement la chirurgienne d'oncologie qui procédera.

Choisir une reconstruction à plat, c'est choisir de ne pas reconstruire. C'est demander une fermeture nette, droite, soignée.

C'est accepter un torse plat, sans artifices. Sans seins. Sans implants. Sans transferts de tissus.

C'est l'option la moins invasive, la plus sécuritaire, et celle qui offre généralement une convalescence plus rapide.

Les risques chirurgicaux sont nettement réduits : pas d'implant à surveiller, pas de microchirurgie complexe, pas de prélèvement ailleurs dans le corps. Moins d'opérations, donc moins de complications possibles.

Cela dit, même la reconstruction à plat n'est pas exempte de défis. Il peut y avoir une tension sur la cicatrice, un excès de peau mal positionné (ce qu'on appelle un “dog-ear”), ou un choc visuel plus intense, justement parce que c'est une absence totale de volume.

Le torse plat est encore très peu représenté dans l'imaginaire collectif.

Certaines femmes s'y sentent immédiatement soulagées, libres, libérées du poids symbolique de la poitrine. D'autres vivent un choc profond en se découvrant sans courbes, sans volume, sans mamelons.

Ce n'est pas tant une douleur physique qu'un réalignement du regard sur son propre corps. Une étape qui demande parfois du temps. Et beaucoup d'amour de soi.

Le vrai problème, c'est qu'on ne nous parle pas spontanément de cette option-là. Elle n'est pas toujours évoquée d'emblée, surtout pas lors des rendez-vous en chirurgie plastique. Comme si, en tant que femme, la présence de seins allait de soi. Comme si les perdre était acceptable… à condition de les remplacer aussitôt.

Mais non. Ce n'est pas un prérequis pour être une femme. Ce n'est pas un manque de courage de ne pas vouloir se reconstruire. Ce n'est pas une absence de coquetterie ou de confiance. C'est un choix.

Un choix profondément personnel, qui mérite d'être respecté.

Si je pouvais créer un dépliant ou un protocole d'information pour celles qui apprennent qu'elles devront subir une mastectomie, il serait différent.

Il présenterait toutes les options.

Les vraies.

Sans filtres.

Il parlerait des risques, des avantages, des cicatrices, des convalescences réelles.

Il montrerait des images honnêtes : des prothèses réussies et d'autres ratées. Des DIEP impeccables, et d'autres plus complexes. Des reconstructions avec le grand dorsal, des poitrines plates. Des femmes qui sourient, d'autres qui pleurent.

Il ne vendrait rien.

Il informerait.

Sans censure.

Parce qu'on mérite de savoir.

Pas seulement ce qui est beau.

Pas seulement ce qui est promu.

On mérite la vérité.

Toute la vérité.

Quand je nomme mon choix à la chirurgienne plastique, je vois une petite surprise passer dans son regard. Elle m'écoute, et elle me dit que je pourrai discuter de tout ça avec ma chirurgienne en oncologie. Je quitte donc son bureau, informée. Mais surtout : convaincue de mon choix.

## MON CHOIX — LA RECONSTRUCTION À PLAT

Le 12 mars 2020, je me rends à l'hôpital pour rencontrer la chirurgienne qui m'a annoncé mon cancer. Celle qui va m'opérer. Celle qui va m'enlever mes deux seins et refermer le tout.

Je suis nerveuse.

Pas seulement à cause de l'opération à venir. Mais parce que ce rendez-vous porte une lourde charge symbolique. Je viens affirmer un choix qui, dans le monde médical, est encore trop souvent accueilli avec réserve, surprise ou résistance.

J'ai lu des histoires qui m'ont donné froid dans le dos.

Des femmes à qui on a refusé un plat esthétique sous prétexte qu'elles allaient regretter. D'autres à qui on a laissé un excès de peau « pour faciliter une éventuelle reconstruction », sans même leur en parler. Des patientes jugées, infantilisées, culpabilisées, alors qu'elles faisaient simplement ce qui semblait le plus juste pour elles.

Alors j'ai peur.

Peur de ne pas être entendue. Peur d'être contrainte. Peur qu'on me fasse sentir que mon choix n'est pas valable.

Je suis aussi en pleine crise d'urticaire. Mon corps déborde. Je prends des antihistaminiques et j'essaie de ne pas trop penser.

Et là, à ma grande surprise : elle m'accueille avec douceur. Avec bienveillance.

Elle me met à l'aise. Elle écoute, vraiment.

Je lui parle de mon choix de ne pas reconstruire. De rester plate. Et je vois dans son regard non pas un jugement, mais une forme de respect. Elle me dit que c'est une option totalement valable. Qu'elle comprend. Qu'elle fera de son mieux pour m'offrir un résultat esthétique propre et droit. Qu'une reconstruction à plat permet souvent une récupération plus rapide, moins douloureuse, et surtout, évite toutes les complications possibles liées aux implants ou aux greffes de tissus.

Et je sens une vague de soulagement immense me traverser.

Parce que, malgré tout ce que j'ai entendu, tout ce que j'ai lu, je n'ai ressenti ici aucune pression. Aucun malaise. Juste de l'ouverture. Juste du respect. Et pour ça, je suis profondément reconnaissante.

Elle ne me demande pas de me justifier. Elle ne me regarde pas comme une femme incomplète parce que je refuse une paire de seins.

Elle me traite comme une patiente lucide, entière, capable de faire un choix éclairé pour son propre corps.

Et je n'oublierai jamais ce moment.

On fixe la date de l'opération : fin avril. Hospitalisation prévue de 24 à 48 heures, selon l'évolution, vu mes antécédents de réaction à la médicamentation.

Je ressors de ce rendez-vous droite, ancrée, sereine.

Pas parce qu'on m'a donné raison, mais parce que j'ai suivi ma voix intérieure, et qu'elle m'a menée exactement là où je devais être.

## L'ATTENTE AVANT LA MASTECTOMIE

Il ne reste qu'à attendre l'appel pour la résonance magnétique. Ma chirurgienne souhaite vérifier si mes ganglions semblent toujours sains. Elle m'a expliqué qu'elle retirerait, de toute façon, les ganglions sentinelles pendant l'opération. Ce sont les premiers ganglions lymphatiques vers lesquels le cancer pourrait se propager. En les retirant et en les analysant, on peut mieux évaluer si la maladie est restée localisée ou si elle a commencé à s'étendre. Avec les images en main, elle pourra décider s'il faut en retirer davantage.

En parallèle, j'attends aussi l'appel pour mes tests préopératoires, ainsi que la date officielle de la chirurgie. Et en plein cœur d'une pandémie mondiale, cette attente devient franchement angoissante.

J'entends parler sans arrêt de chirurgies reportées. Dans mon cas, on m'a mentionné qu'il fallait m'opérer dans une fenêtre de quatre à six semaines, tout au plus, après la fin des traitements. Passé ce délai, le cancer peut reprendre du terrain, les traitements ne faisant plus effet. Je suis censée être prioritaire. Mais... combien de personnes sont « prioritaires » en ce moment ?

Je reçois deux appels du département de chirurgie en quelques jours, et les deux sont annulés aussi vite. Chaque fois, un cas plus urgent passe avant. Le personnel manque, les lits sont pleins, le chaos règne dans notre système de santé. Et pour être honnête, il régnait déjà bien avant cette fameuse pandémie. On se rappellera que j'ai attendu trois longs mois entre la découverte de ma masse et l'annonce du diagnostic.

Trois mois.

Combien de vies pourrions-nous sauver si on agissait plus vite ?

Le cap des quatre semaines post-chimio est dépassé. Je commence sérieusement à angoisser. Avril tire à sa fin. Chaque soir, je palpe mon sein, redoutant de sentir une nouvelle croissance, un changement, un signe que la tumeur reprend du terrain.

On m'annonce que les chirurgies sont déplacées vers un autre hôpital. On priorise le COVID. Mais le cancer, lui, ne se met pas sur pause. Il continue de tuer, en silence.

Je suis en colère.

On compte environ 225 000 nouveaux cas de cancer chaque année au Canada. Et 83 000 décès. Un Canadien sur deux recevra un jour un diagnostic. Alors oui, c'est bien beau de prioriser les urgences liées à la COVID, mais les retards de traitement en cancérologie vont tuer.

Enfin, l'appel arrive. Cinq semaines après mon dernier traitement, on m'annonce que la chirurgie aura lieu dans six jours. Petit hic : en raison de la pandémie, il n'y aura pas d'hospitalisation possible. Ce sera une chirurgie d'un jour. Je devrai retourner à la maison le soir même. Ce n'était pas ce qui était prévu, mais je n'ai pas le luxe d'attendre. Je veux que cette opération ait lieu. Je vais gérer la douleur à la maison, avec le moins de médications possible.

## PRÉPARATION À LA CHIRURGIE

Mes tests préopératoires ont lieu seulement deux jours avant l'opération. Direction hôpital pour :

- Une prise de sang
- Un test de dépistage COVID-19
- Un électrocardiogramme.

Tout se passe bien. Les résultats sont beaux. On m'informe de quelques recommandations postopératoires : mettre les objets essentiels à portée de main pour éviter d'avoir à lever les bras, planifier de l'aide à la maison pour les premiers jours et avoir un accompagnateur pour le retour, car je ne pourrai pas conduire.

Je m'apprête à faire mon sac pour l'hôpital, mais en contexte pandémique, on me dit de n'apporter que le strict minimum : mes vêtements et mon sac à main. C'est tout.

Trois jours. Trois jours avant que mes seins me quittent. Ces deux parties de mon corps qui ont nourri mes enfants essaient aujourd'hui de m'arracher la vie. C'est troublant. Surréaliste.

On sait que le cancer est courant, mais on ne pense jamais faire partie des statistiques. Jusqu'au jour où tout bascule.

J'ai 32 ans.

Et je vais subir une double mastectomie.

Ce n'est pas exactement comme ça que j'imaginais ma trentaine.

Et pourtant, cette chirurgie, je l'ai attendue.

Longtemps.

Mais aujourd'hui, à l'approche du jour J, j'ai envie de fuir.

Je viens tout juste de retrouver un semblant de vitalité, cette énergie qui m'avait quittée depuis des mois. J'ai envie de profiter de l'été, de courir avec mes enfants, de nager, de camper, de rire sous le soleil. Pas de passer des semaines en convalescence.

## JOUR J — DIRE ADIEU

Je n'ai presque pas dormi de la nuit. Trop de pensées. Trop d'angoisses. Trop de tout.

Le réveil sonne à 3 h 45. C'est tôt. Très tôt. Je dois être à l'hôpital à 6 h, mais j'ai quelques étapes à respecter avant de quitter pour l'hôpital.

Je me lève dans le silence de la maison endormie. Une douche, un savon antibactérien. Je me lave une première fois. Puis une deuxième. Recommandation préopératoire.

Je sors de la douche et je regarde mon reflet. Mes seins.

Dernier matin ensemble.

Je les regarde avec tendresse, avec douleur.

Je leur parle doucement dans ma tête.

Merci pour tout.

Et adieu.

Je laisse couler quelques larmes, en silence.

Je m'habille. Ensemble de jogging doux, chemise à boutons pression. La fameuse chemise spéciale post-mastectomie.

Je mets mes affaires dans un sac minimaliste, comme demandé. Puis, je pars.

Je n'ai pas le droit d'être accompagnée à cause des règles sanitaires. Et étrangement, ça me va. J'ai besoin de vivre cette étape-là avec moi-même. Ce n'est pas un moment que j'ai envie de partager. C'est un passage intime, brut, viscéral. J'ai l'impression que c'est mon moment. Et que j'en suis capable.

J'arrive à l'hôpital. Il fait encore noir. L'air est glacial. Tout est calme, presque irréel.

C'est vide.

Il n'y a personne, sauf une dame à l'entrée. Je m'assois dans la salle d'attente et je respire. J'essaie de méditer. D'atterrir. D'habiter ce moment.

Une demi-heure plus tard, quelqu'un arrive. On me remet quelques documents à remplir. Puis on m'envoie à l'étage de la chirurgie d'un jour.

Le poste d'accueil est animé par deux infirmières et un infirmier qui jasent. Ils rient, se plaignent du boulot, parlent de tests COVID et des horaires de pause. Nos regards se croisent, mais personne ne vient me voir.

J'attends.

Longtemps.

Je suis là, une femme de 32 ans à qui on va retirer les deux seins dans quelques heures. Seule. Anxieuse comme jamais. Et eux continuent leur jasette.

Sans un mot.

L'accueil est glacial. Inhumain.

Finalement, une infirmière s'avance. Aucune douceur dans le ton. Elle me tend un formulaire à remplir, sans même un simple bonjour. Puis elle retourne discuter.

Je remplis, je signe, je remets. J'ai envie de pleurer.

Elle m'emmène à ma chambre. Une petite pièce froide avec une civière, une chaise et une minuscule salle de bain. Elle me dit de tout enlever, même mes sous-vêtements, et d'enfiler une jaquette. Sans un sourire.

Je m'exécute, docilement. Je m'installe sur la civière. Sans couverture. Il fait un froid polaire.

Une deuxième infirmière entre enfin. Elle est gentille. Elle me demande si je vais bien. Et pour la première fois ce matin, j'ai envie de dire merci.

Elle m'explique qu'elle est là pour faire deux prélèvements : un test COVID par la gorge et le nez et un test de dépistage de la bactérie C. difficile... par l'arrière. Heureusement, je peux le faire seule.

Elle quitte.

Puis j'attends.

Deux heures.

Deux longues heures, gelée, seule, nue sous une jaquette mince, sans couverture.

Personne ne vient.

Ma cloche d'appel ne fonctionne pas.

Le corridor est vide.

J'envisage sérieusement de m'enrouler dans le drap-housse du matelas. J'ai presque honte de dire que je ne l'ai pas fait.

J'ai juste attendu en grelottant.

Enfin, l'anesthésiste arrive. Et en me voyant, il est furieux qu'on m'ait laissée geler ainsi. Il court me chercher une couverture chaude, fraîchement sortie de la sécheuse. Je pourrais pleurer de soulagement. Je tremble comme une feuille.

Il m'installe dans le fauteuil roulant, me rassure, s'excuse. Il est doux, rassurant. Il comprend. Il m'explique qu'il est crucial d'être au chaud avant une opération, pour la circulation, pour le stress, pour tout. Il prend soin de moi.

Et j'ai enfin l'impression d'exister, en tant qu'être humain.

## LA SALLE D'OPÉRATION

Il me pousse doucement à travers les couloirs, direction la salle d'opération. En chemin, il fait savoir à l'équipe qu'on m'a laissée geler pendant deux heures. Il est outré. Et franchement, ça me fait du bien qu'il le dise haut et fort. Parce qu'à ce moment-là, moi, je n'avais même plus la force de le faire.

On entre dans une salle adjacente au bloc opératoire. L'ambiance est calme, mais le ballet du personnel commence déjà. Je vois ma chirurgienne. Elle me salue, masquée, entourée de son équipe. Je reconnais à peine ses yeux, mais elle sourit avec. Elle m'explique le déroulement de la chirurgie. Elle prend le temps. Elle est douce, rassurante. Et je me détends un peu. L'équipe est sympathique.

Puis vient le moment. Le vrai.

On me transfère sur la table d'opération. L'anesthésiste me parle encore doucement. On m'installe une perfusion. On m'informe qu'on va commencer à injecter un produit pour m'aider à relaxer. Tout bouge vite autour de moi, mais je sens la bienveillance.

Un infirmier me glisse un masque sur le visage. Je respire une fois. Deux fois. Et puis… le noir.

## LE RÉVEIL

J'ouvre les yeux. Lentement. C'est flou. Mon corps est lourd. Ma tête est cotonneuse. Je suis revenue.

Je suis dans la même chambre qu'à mon arrivée. Même civière. Même lumière crue. Mais quelque chose a changé.

Je baisse les yeux.

C'est plat.

Plus rien. Juste un torse, des pansements, deux grandes surfaces recouvertes de blanc. C'est troublant. Ça ne ressemble plus à moi. Et pourtant, je suis encore là.

La tumeur n'est plus là.

Enfin.

Je ne ressens aucune douleur immédiate. Juste une fatigue abyssale. Comme si mon corps flottait entre deux mondes. Je laisse mes yeux se refermer. Je dors.

Je me réveille à nouveau, un peu plus tard. J'attrape mon téléphone. Il est 13 h 20. Merde. Je voulais appeler plus tôt. Ma famille doit s'inquiéter.

Je tente de bouger, mais tout est lent, engourdi. J'envoie un texto à mon amoureux, qui m'informe qu'ils ont déjà appelé l'hôpital pour avoir des nouvelles. Il est soulagé de m'entendre.

Moi, je suis juste… vidée.

Je referme les yeux.

Un peu plus tard, ma chirurgienne entre dans la chambre. Elle me confirme que tout s'est bien passé. Pas de complications. Les deux seins ont été retirés. Les ganglions aussi. Beaucoup de ganglions. Une trentaine. Ils étaient pris ensemble.

Elle me parle calmement, professionnellement, et je vois dans son regard qu'elle est satisfaite du résultat. Elle me remet un appareil de respiration, un genre de petit spiromètre avec une balle qu'on doit faire monter en inspirant profondément chaque heure, pour éviter les complications post-intubation.

Je l'écoute à moitié. Tout est encore flou.

Elle quitte.

Une infirmière entre à son tour pour m'expliquer les soins à domicile. Les drains. Les pansements. Les suivis au CLSC. Elle me parle d'un carnet où je dois inscrire les quantités de liquide évacué. Elle me montre comment vider les drains.

Je hoche la tête.

Tout entre, mais tout flotte.

Je suis encore là. C'est tout ce que je sais.

## LE DÉPART

Deux heures à peine après mon réveil, on me dit que je peux partir.

Je suis encore engourdie. Je ne marche pas. Mais pandémie oblige, on veut libérer les lits. On ne garde plus les patientes comme avant. Je ne suis pas certaine d'être prête, mais je n'ai pas le luxe de rester.

Pourtant, les chambres semblent vides. Je ne vois pas trop pourquoi on doit me mettre à la porte aussi rapidement, mais c'est la vie.

Une infirmière vient me chercher avec un fauteuil roulant. Elle est douce. Elle m'aide à m'habiller, me parle doucement, me soutient sans me brusquer. J'ai de la difficulté à coordonner mes mouvements. Mon corps est là, mais il ne suit pas. L'anesthésie est encore bien présente.

On me roule à l'extérieur.

Bye.

Bonne chance.

Mon beau-père m'attend à la sortie. Il est calme, attentif, un oreiller à la main pour amortir la ceinture de sécurité sur ma poitrine fraîchement opérée. Il m'installe doucement. Je respire profondément. Je suis gelée, étourdie, mais soulagée.

C'est terminé.

Le monstre est sorti de moi.

Je regarde par la fenêtre en silence. Une drôle de pensée m'envahit : c'est fait. J'ai survécu.

Une fois chez moi, je m'installe sur le divan. Demi-assise, demi-couchée. C'est la seule position qui me permet de respirer sans trop de tiraillements. Les drains pendent à ma taille, maintenus par une ceinture que j'ai achetée en ligne grâce aux conseils d'autres femmes passées par là.

Meilleur achat.

Les premières 24 heures, je prends de la morphine le soir pour dormir. Ensuite, c'est Tylenol. Pas parce que je veux jouer à la superwoman. Juste parce que mon corps réagit bizarrement aux médicaments. J'ai peur d'une autre crise d'urticaire.

Je fais attention. Je bouge doucement. J'évite de lever les bras. J'écoute les recommandations du CLSC à la lettre. Je note tout dans mon petit cahier : les millilitres de liquide qui sortent de mes drains, plusieurs fois par jour.

Je suis docile. Je veux que ça guérisse vite. Je veux passer à la prochaine étape.

## DRAINS, FATIGUE… ET DOULEURS FANTÔMES

Ce sont les drains que je déteste le plus. Ils ne font pas mal. Mais ils sont là. Tout le temps. Ils tirent, ils gênent, ils m'énervent. Je dois toujours faire attention à ne pas les accrocher. Je me déplace avec précaution, comme si j'étais faite de verre.

Et puis, il y a les douleurs fantômes.

Un soir, mon mamelon me pique. Je tends la main par réflexe... mais il n'est plus là. C'est le cerveau qui n'a pas encore compris. Mon corps essaie de s'adapter à cette absence. Et c'est étrange, perturbant, presque drôle par moment.

Mes enfants, eux, ont déjà intégré ma nouvelle réalité. Ma fille me voit sans chandail et dit : « C'est bizarre... un tout petit peu. » Avec un sourire franc, pur. C'est parfait. Elle ne pleure pas. Elle ne recule pas. Elle constate, c'est tout. Et ça me touche profondément. Parce que c'est ça que je veux leur transmettre : que, même dans l'épreuve, on peut rester beau.

Même sans seins.

Même avec des cicatrices.

## QUAND TOUT EXPLOSE

Un jour, tout lâche.

Je ne me rappelle même plus ce qui a déclenché l'explosion. Ah oui... une foutue commande de vêtements moches. Commandée sous l'effet de la morphine post-chirurgie.

Tout est laid. Rien ne me va. Je voulais juste un petit quelque chose pour me sentir belle. Et je me retrouve avec une garde-robe digne d'un mauvais sketch.

Je descends au sous-sol pour imprimer l'étiquette de retour. L'imprimante décide de me déclarer la guerre. Erreur sur erreur. Papier coincé. Connexion qui bogue.

Et là, je craque.

Je tire, je sacre, je déchire le papier, je force comme une débile alors que je ne suis même pas censée lever un verre d'eau.

Je me fais mal. Je monte à l'étage en pleurant de rage. Et là, tout sort.

Les drains me tapent sur les nerfs. Mon corps me fait mal. Mes seins ne sont plus là. Mon visage est bouffi, mes cheveux repoussent tout croche, je n'ai plus de force, plus de patience. Je me sens laide, inutile, dévastée. Et même mon imprimante est contre moi.

Je m'effondre.

Benoît entre dans la pièce. Il comprend. Il ne dit rien. Il me prend dans ses bras.

Et je pleure.

Longtemps.

C'est ça aussi, la réalité de la convalescence.

Pas juste des bandages et des prescriptions, mais des émotions qu'on n'avait pas prévues, des crises de larmes déclenchées par une étiquette d'expédition ou une tablette trop haute.

C'est du chaos intérieur, même quand l'extérieur semble calme.

Mais cette vague, je la laisse passer. Et comme toujours, elle finit par se retirer.

## MAUVAIS RÊVE : CHUTE LIBRE DANS L'ASCENSEUR

Ce soir-là, je prends mes somnifères en espérant avoir une bonne nuit de sommeil réparatrice et me réveiller dans une journée plus douce. Je m'endors paisiblement, entre deux mouchoirs. Puis, juste avant le réveil, je fais un cauchemar… aussi troublant que révélateur.

J'entre dans un immense immeuble luxueux en forme de cylindre. Au centre, un gigantesque ascenseur en verre. Il traverse les neuf étages de l'édifice. À chaque étage, il s'arrête. J'en sors, fais le tour, haletante, comme si je venais de courir un marathon. Il y a une foule. Des gens applaudissent, crient :

« Vas-y ! Tu es capable ! Tu es belle, Sarah ! Courage ! »

Après deux étages, je me dis que je vais enfin rejoindre ma famille au troisième. J'ai tellement envie d'être près d'eux. Je remonte dans l'ascenseur. Un étage. Deux. Trois… mais il ne s'arrête pas. Il file à toute vitesse. Quatre, cinq, six…

Je panique. Je veux descendre. Je veux les voir !

L'ascenseur s'arrête brusquement au neuvième. Le chiffre 9 clignote frénétiquement. Quelque chose ne tourne pas rond.

Je suis en danger.

Dans la cabine, deux femmes dans la trentaine ou début quarantaine. Et un homme âgé, obèse, chauve. Il a mauvaise mine. On ne se connaît pas, mais on se regarde droit dans les yeux. Panique partagée. On se prend la main. On est dans le même bateau. Prisonniers. Terrifiés.

Puis un bruit sourd. Et l'ascenseur chute.

Je hurle. Je m'agrippe aux rampes. Mes tripes se retournent. Je flotte tellement la descente est rapide. À travers la vitre, je vois des visages. Des gens crient mon nom :

« Sarah !!!! Non !!! »

Je vois mon conjoint. Mes enfants. Leurs mains collées contre la paroi vitrée, en larmes. Je suis impuissante.

L'ascenseur s'écrase. Tout devient noir. Je suis morte.

## LE RÉVEIL

Je me réveille en sueur. Les joues trempées de larmes. C'était un rêve. Mais c'était plus que ça.

Un reflet de ma réalité.

Les encouragements, les gens qui me disent que je suis forte, que je suis belle.

Les étages, comme les étapes du traitement.

Le troisième étage... celui de l'oncologue, des traitements, de l'hôpital.

L'ascension. La peur. L'absence de contrôle. Le regard de mes proches impuissants.

Et cette peur viscérale : celle de mourir.

Je prends une grande inspiration. J'essaie de ramener mon esprit au présent.

Oui, ce n'était qu'un rêve. Mais c'était aussi un message de mon inconscient. Alors je me parle doucement.

Ma chirurgie s'est bien déroulée. Ma chirurgienne a fait un travail remarquable. J'ai bien répondu à la chimio. La tumeur a diminué considérablement. J'ai traversé deux grandes étapes. Dans quelques semaines, je retrouverai ma mobilité.

L'été arrive. Les enfants vont jouer dehors. On va respirer.

Aujourd'hui est un nouveau départ.

Hier est derrière.

Demain, ce sera demain.

Il n'y a que maintenant qui compte.

## LE RETRAIT DES DRAINS

Le jour où j'atteins enfin le fameux 10 ml, je me rends au CLSC pour faire retirer mes drains. Trois semaines. Je n'en pouvais plus.

La procédure est rapide. Pas besoin de médication. L'infirmier me demande de m'allonger. Il tire doucement les tubes. La sensation est étrange. Ce n'est pas un simple petit tuyau, mais une languette de plastique plate, percée de trous, qu'il retire lentement de mon corps. Je ne m'attendais pas à ça. Un pansement de rapprochement, un bandage... et c'est tout. 48 heures plus tard, je pourrai les retirer moi-même. Et là, je le sens :

Je suis libre !

Un mois après la chirurgie, je rencontre ma chirurgienne. Elle retire les pansements. Tout est beau. Les cicatrices sont droites, bien fermées. Aucune complication. Le résultat est fidèle à ce que j'espérais. Je n'ai plus de seins, mais je me sens bien. Comme quand j'ai rasé ma tête : moins choquée que ce que j'avais imaginé.

Je n'ai presque plus mal. Mon corps s'habitue. C'est au niveau psychologique que c'est plus délicat. Sous un chandail, personne ne peut deviner que j'ai eu un cancer. J'ai juste l'air d'une femme sans poitrine. Ça change la silhouette. Ça met en lumière mes petites rondeurs. Je me sens parfois complexée, mal à l'aise. J'ai l'impression que tout le monde regarde ma poitrine. Ou son absence.

Je ne suis plus la Sarah d'avant. Petits seins bien ronds. Cheveux longs.

Aujourd'hui, j'ai une poitrine plate, quelques repousses sur le crâne, un corps en convalescence. Mais je suis là.

*On m'a enlevé deux seins, mais pas ma force ni ma lumière. Je suis encore en vie. Et c'est tout ce qui compte.*

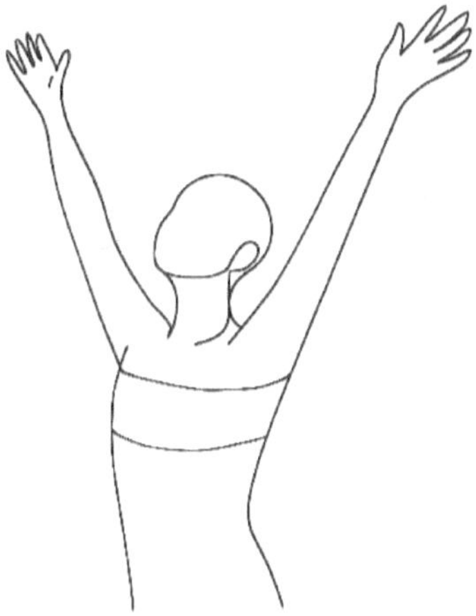

*Chapitre 16*

# LE RÉSULTAT DE PATHOLOGIE

Il y a des rendez-vous qui changent le cours d'une vie. Celui-là en fait partie.

Le résultat de pathologie, ce n'est pas un simple papier. C'est une loupe braquée sur tout ce qui a été retiré de ton corps. Une dissection minutieuse de la maladie, cellule par cellule.

Un verdict.

C'est là qu'on apprend si la chimiothérapie a fonctionné. Si le monstre a été éradiqué ou s'il a laissé des traces. S'il faut continuer à se battre... ou si, pour cette fois, on peut déposer les armes.

Si des cellules cancéreuses persistent, il faudra explorer d'autres pistes : retirer d'autres ganglions, compléter avec de la radiothérapie, ajouter une chimiothérapie orale ou, parfois, envisager l'immunothérapie via des protocoles de recherche.

Mais si tout est net à 100 %, si les marges sont saines, si les ganglions sont intacts, il se peut que ce soit enfin la fin. Pas d'autre traitement. Pas de radio. Juste... la suite.

Et c'est fou comme cette suite peut paraître abstraite après avoir vécu en mode survie aussi longtemps.

C'est une rencontre qui porte en elle tous les espoirs, toutes les peurs.

Après des mois à vivre dans l'urgence, dans l'action, dans l'endurance, on se retrouve face à une porte.

On l'ouvre... ou elle nous claque au visage.

Pour moi, cette rencontre, c'est la plus importante de toutes. Parce que tout ce qui précède, les traitements, la chirurgie, les douleurs, les sacrifices, mène à ce moment.

C'est là qu'on découvre si ce combat a payé. S'il reste encore des ennemis cachés dans l'ombre.

Et ce jour-là, j'ai eu droit à un miracle.

« Il n'y avait plus rien à la chirurgie. »

« La chimio a tout détruit. »

« C'est fini ma belle. »

Je suis NED : No Evidence of Disease.

Je suis sous le choc. Je doute. Après tant de mauvaises nouvelles, mon cerveau refuse presque d'y croire. Je lui demande même si elle s'est trompée de dossier.

Elle sourit, tourne l'écran, pointe mon nom.

C'est bien moi. Sarah Baril.

Je quitte le bureau comme on émerge d'un tunnel, éblouie, un peu sonnée. Vivante.

Mais juste avant de me laisser partir, mon oncologue me dit quelque chose que je n'oublierai jamais :

« Tu vas peut-être traverser un creux dans les prochaines semaines ou dans les prochains mois. Un genre de mini-dépression. C'est normal. »

Sur le coup, je trouve ça absurde. Je suis guérie. Pourquoi serais-je triste ?

Et pourtant, c'est vrai que c'est commun. Une fois les traitements terminés, une fois la tempête passée... il y a souvent ce vide.

Plus de rendez-vous à l'hôpital chaque semaine.

Plus de piqûres, de tests, de protocoles à suivre.

Plus de calendrier rempli de "survie".

On croit qu'on va se sentir libre. Et on l'est, en quelque sorte. Mais on est aussi seule, soudainement, face à soi-même.

Face à la peur du retour. À l'écho du silence après les alarmes. Aux questions qu'on avait mises sur pause pour ne pas craquer en chemin.

Et puis, les autres reprennent leur vie. Eux aussi ont besoin de respirer. Eux aussi veulent croire que c'est derrière.

On sent leur soulagement, mais parfois aussi, une certaine attente. Comme si on devait redevenir "normale". Comme si tout allait redevenir comme avant.

Mais rien n'est comme avant.

Je ne suis plus la même.

Mon corps a changé.

Mon esprit a changé.

Mes priorités aussi.

Et il y a ce poids invisible : celui de la récidive possible.

Celui de la mémoire du combat.

Ce creux-là, on n'en parle pas assez.

Ce moment où tu devrais danser de joie, mais où, à l'intérieur, c'est le vertige.

Parce que tu réalises enfin tout ce que tu viens de vivre.

Parce que tu n'as plus à survivre, mais tu dois réapprendre à vivre.

Et c'est correct d'en parler. C'est sain. C'est humain.

Mais aujourd'hui, je veux célébrer.

Je suis là. Maintenant.

## LA VIE QUI REPREND

Aussitôt sortie du bureau, téléphone à la main, je compose le numéro de mon amoureux.

Il ne pouvait pas être là, pandémie oblige, enfants à la maison, mais je sais qu'il attend cet appel comme on attend un souffle après l'apnée.

Quand il décroche, je laisse couler la nouvelle.

« Il n'y a plus rien. Je suis guérie. »

Il reste un instant silencieux. Puis sa voix tremble d'émotion. On se parle d'amour. De soulagement. D'espoir. On ne dit pas tout, mais on se comprend sans se l'expliquer.

Ce moment-là nous appartient.

Puis j'enchaîne : mon père, qui m'attend dans la voiture, ma mère, mes amies proches, mes sœurs de combat. À chaque appel, chaque parole, c'est un petit fragment de peur qui s'efface, remplacé par une onde de lumière.

Le plus marquant, c'est quand je rentre à la maison.

Je serre mes enfants contre moi comme si je veux leur faire passer, à travers mes bras, tout l'amour et toute la vie que je ressens à cet instant.

« Maman est guérie mes cocos. Maman n'a plus besoin de traitement. »

Leurs sourires. Mon cœur qui explose. Les larmes qui coulent. Ce n'est pas un film. Ce n'est pas une scène inventée. C'est la vie. Dans ce qu'elle a de plus cru, de plus vrai, de plus sacré.

## LE RELÂCHEMENT

Je sors sur le balcon, seule, face au soleil. J'ai besoin d'un moment à moi. Juste pour ressentir. Pour m'arrêter. Pour respirer.

Je regarde le ciel et je murmure merci. À qui ? À quoi ? Je ne sais pas.

Je n'ai jamais été croyante. Mais dans ce moment précis, je ressens quelque chose de plus grand. Un lien invisible avec la vie, avec l'univers, avec ce qui est. Comme si quelqu'un, quelque part, m'avait entendue.

Et puis je pleure. Pas de peur, pas de tristesse. Des larmes de relâchement. Comme si mon corps se permettait enfin d'exister sans tension. Comme si la cellule carcérale dans laquelle j'étais enfermée depuis des mois s'était ouverte, et que je pouvais, enfin, sortir.

## LA PEUR NE DISPARAÎT PAS

Mais même dans cette lumière... une ombre persiste. Cette voix dans ma tête. Celle qui me dit :

« Et si ça revenait ? Et si tu célébrais trop vite ? »

Celle qui me rappelle que rien n'est garanti. Que les récidives existent. Que le cancer est un voleur, imprévisible, parfois silencieux.

C'est là. Ce sera toujours là, un peu. Je crois qu'on ne revient jamais totalement à la légèreté d'avant. On vit autrement. Avec un radar intérieur plus sensible. Avec une sagesse douloureusement acquise.

Mais j'apprends à vivre avec ça. À ne pas laisser cette peur guider ma vie. À la reconnaître sans lui donner les clés.

Je cache instinctivement ma poitrine. Mes cicatrices. Comme si elles n'avaient pas leur place. Comme si elles devaient rester secrètes. Puis je me ravise quand je le réalise, parce que ces lignes, ces marques, ces absences, ce sont les preuves que j'ai survécu.

Je veux les montrer. Non pas pour choquer. Mais pour honorer. Honorer toutes celles qui n'ont pas pu le faire. Honorer la force. La résilience. L'humanité.

Je suis fière.

Fière d'avoir tenu bon. Fière d'avoir traversé chaque étape, même les plus sombres. Fière d'avoir écouté ma voix intérieure quand j'ai refusé la reconstruction.

Fière d'être restée moi, même écorchée, même transformée.

Je ne sais pas de quoi demain sera fait. Je ne sais pas combien de temps cette rémission durera. Mais aujourd'hui... je suis en vie. Et ça, c'est déjà immense.

Je ne suis plus la Sarah d'avant.

Je ne suis plus celle d'hier non plus.

Je suis en train de devenir une nouvelle Sarah.

Et chaque jour, je continuerai de marcher.

Pas après pas.

Cicatrice après cicatrice.

Espoir après espoir.

*Après la tempête, le soleil refait toujours surface. Parfois, il brille plus fort qu'il ne l'a jamais fait.*

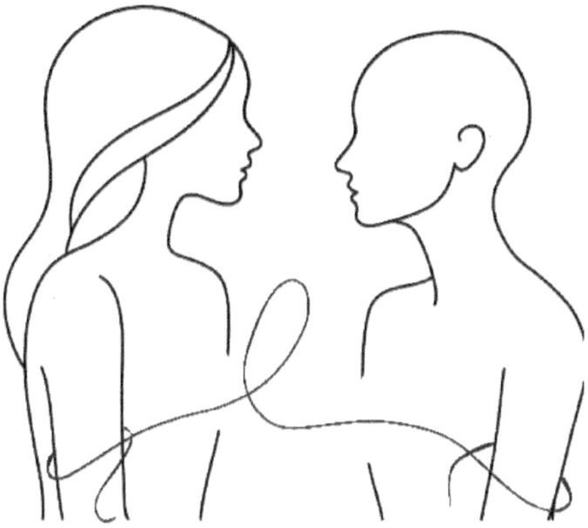

*Chapitre 17*

# LA VIE APRÈS LE CANCER

Il n'y a pas de bonne manière de survivre.

La vie après le cancer, ce n'est pas un retour à la normale.

C'est une nouvelle vie.

Une vie qu'on n'a pas choisie, mais qu'on apprend à apprivoiser jour après jour.

Il n'existe pas de mode d'emploi pour vivre l'après.

Il n'y a pas de méthode universelle.

Chacun avance comme il peut, avec ses propres cicatrices, ses propres batailles invisibles.

## LA RÉMISSION, UN MOT FLOU

La rémission n'est pas la fin de l'histoire. C'est un mot qu'on entend, qu'on espère, mais que l'on comprend rarement.

Et c'est normal : personne ne semble s'entendre sur ce qu'il signifie vraiment.

Certaines se font dire qu'elles sont en rémission dès qu'il n'y a plus de trace visible de cancer après la chirurgie. D'autres, qu'il faut attendre cinq ans sans récidive. Pour certaines, c'est trois ans. Pour d'autres, c'est entre tout ça.

Il ne semble pas y avoir de définition universelle. Pas de moment officiel où quelqu'un déclare :

« C'est bon. C'est fini. »

En réalité, la rémission, c'est souvent un terme médical utilisé pour dire : le cancer est sous contrôle. Il n'est plus détectable. Mais cela ne signifie pas qu'il ne reviendra pas. Et ça, toutes celles qui ont vécu un cancer le savent trop bien.

C'est aussi variable selon le type de cancer, le risque de récidive, le stade, etc.

C'est pourquoi la rémission ne ressemble pas à une ligne d'arrivée. C'est plutôt un entre-deux. Un souffle suspendu. Un endroit où l'on vit, un peu soulagée... mais jamais complètement tranquille.

On vit avec ce mot comme avec une ombre douce-amère.

Certaines personnes vont refermer la porte derrière elles, sans jamais la rouvrir. Elles vont essayer d'oublier le passé, de faire comme si tout cela appartenait à une autre époque, à une autre version d'elles-mêmes. Et parfois, ça fonctionne.

Pour d'autres, c'est tout le contraire. La vie après le cancer est crue, cruelle, pleine de doutes, de douleurs, et de défis. Chaque jour devient une tentative de se reconstruire avec des morceaux qu'on ne reconnaît pas toujours. Avec des émotions qui débordent. Avec un corps qu'on n'a pas toujours envie de regarder.

On ne vit pas tous et toutes la même chose. On n'a pas tous eu les mêmes traitements, les mêmes séquelles, le même soutien, le même contexte familial, la même charge mentale, les mêmes pertes.

Certains prendront de l'hormonothérapie et devront faire face aux effets indésirables pendant des années.

D'autres devront poursuivre les traitements avec de la chimio orale pendant des mois.

Les porteuses de mutations génétiques, comme moi, auront à subir des chirurgies additionnelles, qui propulsent parfois directement en ménopause. Et ce n'est que quelques exemples, puisque chaque cas est unique.

Cette nouvelle réalité post-cancer vient avec des impacts parfois lourds.

Sur le corps.

Sur la tête.

Sur le cœur.

## LE RETOUR AU TRAVAIL

Pour beaucoup de femmes, cette phase d'après s'accompagne d'une tentative de retour à la vie "normale". Et souvent, ça commence par le travail. Mais reprendre le travail après un cancer, c'est loin d'être automatique. C'est une étape marquée de doutes, de limites, d'adaptations.

Certaines femmes retournent trop vite, parce qu'on leur a dit que c'était le moment, ou parce qu'elles n'ont pas le choix financièrement. Et elles s'effondrent. Retombent en arrêt. Pas parce qu'elles ne veulent pas. Mais parce qu'elles ne peuvent pas encore. Le corps n'a pas suivi. La tête non plus.

Il y a aussi le chemo brain, ce brouillard cognitif dont peu de gens parlent, mais que tant de survivantes décrivent. Les oublis, les difficultés de concentration, la lenteur mentale, cette sensation de ne plus reconnaître son propre cerveau. Et quand on travaille dans un milieu exigeant, rapide, ou cérébral, ça devient une source d'anxiété, de honte parfois. On se sent moins compétente, moins à la hauteur. Alors qu'en réalité, on est en plein processus de réorganisation intérieure.

Certaines retournent au travail progressivement, à temps partiel. En télétravail. Avec des aménagements.

D'autres changent complètement de voie parce que leur métier d'avant ne fait plus de sens. Parce que le bureau, les objectifs, les échéances... ça ne vibre plus.

Et pour d'autres encore, c'est l'invalidité temporaire ou permanente, pour des raisons physiques ou psychologiques. Parce qu'on ne revient pas de cette guerre-là comme si rien ne s'était passé.

Certaines lancent leur entreprise ou s'impliquent activement dans des causes importantes.

D'autres deviennent artistes, auteures, thérapeutes.

Ce n'est pas simple.

Ce n'est pas linéaire.

C'est souvent des essais et erreurs.

Et avec le temps, on apprend à composer, à se réinventer, à s'écouter un peu plus, et à construire un mode de vie qui respecte notre nouveau rythme.

## ÊTRE PARENT AU TRAVERS DE TOUT ÇA

Quand on vit un cancer en tant que parent, tout prend une autre dimension. Il n'y a pas juste soi. Il y a ces petits humains qui grandissent pendant qu'on essaie de survivre. Il y a leurs yeux qui nous regardent sans tout comprendre. Leurs questions parfois simples, parfois déstabilisantes. Et le poids de vouloir les protéger, même quand on ne sait plus comment se protéger soi-même.

Mes enfants avaient trois et cinq ans quand j'ai reçu mon diagnostic. Leur annoncer la maladie était particulier, délicat, douloureux. Aujourd'hui, ils ont huit et onze ans. Et je ne sais pas si je réalise encore à quel point ces années ont passé vite, à quel point j'ai changé, à quel point on a changé. Parce qu'eux aussi ont traversé quelque chose, à leur façon. Ce n'était pas leur corps qui était malade, mais c'était leur maman, leur monde qui a été ébranlé.

Être parent pendant les traitements, c'est faire semblant d'avoir encore de l'énergie quand tout en soi est vidé. C'est continuer de préparer les lunchs, de répondre aux "maman !" répétés, de raconter l'histoire du soir... alors qu'on a passé la journée à recevoir de la chimio ou à essayer de survivre à un effet secondaire de plus. C'est sourire avec la bouche sèche, consoler avec un corps qui tremble, rester debout même quand l'âme est en morceaux.

Mais c'est aussi, plus tard, quand les traitements sont terminés, ressentir une gratitude indescriptible de pouvoir encore les accompagner. De les voir rire. Grandir. Changer. C'est remarquer leur force, leur sensibilité, leur regard plus mature sur certaines choses.

Parce que, même s'ils ne comprennent pas tout, ils ressentent tout. Et ils ont grandi avec une mère qui, par moments, n'était plus tout à fait la même.

Il y a eu des jours où je me suis sentie coupable. Coupable d'avoir été absente même en étant présente. Coupable de les avoir confrontés trop jeunes à la peur, à la fragilité, à l'incertitude. Et d'autres jours où j'ai été fière. Fière d'avoir tenu bon. Fière de leur avoir montré ce que c'est, la vraie vie. Pas celle des dessins animés, mais celle où on apprend à rester debout malgré les vents.

Être parent après le cancer, c'est aussi craindre de ne pas rester. C'est s'endormir avec cette pensée : "Et s'il m'arrivait quelque chose ? Est-ce qu'ils s'en souviendraient ? Est-ce qu'ils seraient capables de passer au travers sans trop souffrir ?"

C'est vouloir enregistrer des morceaux de soi dans tout, juste au cas où.

C'est aussi les regarder et se dire : "Je suis encore là. Et aujourd'hui, c'est tout ce qui compte."

Et surtout, il y a cette pensée qui revient souvent. Cette évidence silencieuse qui me serre le cœur : Je suis tellement reconnaissante que ce soit moi qui ai été malade et non pas eux.

Je regarde mes enfants et je me dis : "S'ils n'ont pas eu à vivre ça dans leur petit corps, c'est déjà une victoire."

J'ai deux amies dont les filles ont eu un cancer. Toutes petites. Et depuis que je connais leurs histoires, je me répète encore plus fort : "Heureusement que c'est tombé sur moi."

S'il fallait que ce soit quelqu'un, je préfère vraiment que ce soit moi. Pas eux. Jamais eux. J'ai une grosse pensée pour elles en écrivant ces mots.

Cette gratitude que ce soit moi ne m'a jamais quittée. Et elle me ramène, chaque fois, à l'essentiel.

À ce qu'on fait pour eux. Pour leur laisser le plus beau de nous, tant qu'on est là.

## LE COUPLE

On ne parle pas assez de ce que le cancer fait au couple. Pas juste pendant les traitements, mais après aussi. Parce que ce n'est pas toutes les relations qui survivent.

Certains conjoints s'éloignent, s'effondrent, ne savent plus comment se positionner. Il y en a même qui quittent en plein milieu du chaos. Pas par manque d'amour, parfois. Mais parce que c'est trop. Trop lourd, trop laid, trop intense.

Parce que la maladie ne transforme pas que le corps : elle bouscule les repères, l'équilibre, les attentes, les silences, l'intimité.

Il y a des femmes qui vivent ça seules, ou presque.

Et d'autres, comme moi, qui ont eu la chance d'avoir un partenaire qui est resté.

Mon mari a tenu le fort. Il m'a accompagnée, même dans les moments où tout était à l'envers. Même quand j'étais méconnaissable, autant physiquement qu'émotionnellement. Il est resté quand j'étais au plus bas. Quand j'avais l'impression de m'éteindre de l'intérieur. Et pour ça, je lui en serai toujours reconnaissante.

Mais même avec tout l'amour du monde, on ne traverse pas un cancer à deux sans en sortir changés. Le cancer nous a secoués. Il a mis à l'épreuve notre équilibre, notre patience, nos visions. Il a changé notre couple, notre quotidien, nos projets. On a eu des phases de grand rapprochement, et d'autres où on ne se reconnaissait plus. Des disputes, des incompréhensions, des remises en question. Il y a eu des moments très durs. Des crises, des larmes, des silences pleins de tension.

On a revu nos plans de vie. On a laissé tomber certains projets qui, soudainement, ne faisaient plus de sens. Trop irréalistes. Trop exigeants. Et puis on en a avancé d'autres, parce que le temps ne se négocie plus de la même façon après un tel choc. On a voyagé en Gaspésie à quelques reprises, parce que c'est l'endroit où je me sens reconnectée. Vivante. En paix. Parce que la vie simple, là-bas, me ramène à l'essentiel.

Il y a eu des fois où j'ai sincèrement pensé à le quitter. Pas par manque d'amour, au contraire. Pour le préserver. Pour qu'il puisse vivre une vie plus simple, avec une femme qui ne vit pas avec la peur de mourir dans le ventre tous les jours. Une femme moins intense, moins préoccupée par ses symptômes, moins fragmentée entre la vie et l'angoisse. Une femme en santé. J'ai même pensé le quitter pour lui épargner d'un jour devoir vivre un deuil immense si je mourais.

Et il y a eu des moments où c'est lui qui a douté. Qui a eu envie de partir. Parce que j'étais distante. Fermée. Dans ma bulle. Focalisée sur ma survie au point d'oublier qu'on avait aussi une relation à faire vivre. Il s'est senti de côté. Transparent. Et je ne l'ai pas toujours vu.

Mais, malgré tout ça, on est encore là. Ensemble. Encore debout. Pas parfaits, mais vrais.

Il y a eu de ces moments d'harmonie où on se retrouvait exactement sur la même longueur d'onde. Deux êtres humains qui réalisent la chance qu'ils ont. La chance d'avoir survécu ensemble à cette tempête. De continuer, malgré les cicatrices, à élever nos deux beaux enfants. À vivre, à aimer, à apprendre, différemment. Mais encore, et toujours, ensemble.

Le cancer ébranle les fondations. Il ne fait pas que frapper une personne : il infiltre la relation, le quotidien, l'intimité, les non-dits. Il fait ressortir ce qu'il y a de plus fort... et parfois ce qu'il y a de plus fragile.

Chaque couple vit l'épreuve à sa manière. Certains s'effondrent. D'autres s'épaississent. Il n'y a pas de modèle. Pas de garantie. Mais une chose est certaine : on n'en sort pas intacts. On n'aime plus pareil après. On n'avance plus comme avant. Mais parfois, on avance encore, et c'est déjà beaucoup.

## LA MÉNOPAUSE

La ménopause fait partie des grandes secousses de l'après-cancer. Pas la ménopause naturelle, progressive, attendue autour de la cinquantaine.

Je parle de la ménopause brutale, prématurée, imposée, qu'on subit à 25, 30, 40 ans... à cause d'une hormonothérapie, une chimiothérapie, ou d'une chirurgie comme une ovariectomie.

J'ai moi-même subi cette opération, quelques mois après la fin des traitements. Une intervention rapide, en apparence simple. Mais intérieurement, c'était un autre choc. Je ne pensais jamais, à tout juste 33 ans, me retrouver post-cancer à dire adieu à ma fertilité, officiellement. Ce fut un deuil silencieux, un geste définitif, qui a mis un point final brutal à une partie de ma féminité biologique.

La ménopause débarque alors comme une coupure nette dans le corps. Pas de transition. Pas d'accompagnement.

Une vraie cassure hormonale. Bang !

Et ce que ça implique, c'est loin de se limiter à des bouffées de chaleur. C'est une avalanche de symptômes qui surgissent alors qu'on est déjà en train de se reconstruire.

Les nuits deviennent courtes, agitées. Le sommeil réparateur semble nous fuir pour de bon.

Les sueurs, les sautes d'humeur, la fatigue physique et mentale deviennent presque normales.

On se sent plus rigide, plus vieille, plus usée, même quand on est jeune. Et c'est ça le pire : vivre une ménopause complète dans la trentaine ou au début de la quarantaine, ce n'est pas anodin. C'est un choc, aussi bien psychologique que physique.

C'est un deuil du cycle, de la fertilité, d'une certaine féminité... mais aussi un changement profond dans la santé globale.

Car la ménopause précoce, ce n'est pas juste une affaire de sueurs et de fatigue : c'est aussi un risque accru de problèmes osseux, comme l'ostéoporose, d'où la prescription fréquente de vitamine D et de Calcium, un risque cardiovasculaire plus élevé, une fragilité immunitaire possible, et une perte d'élan vital qu'on n'arrive pas toujours à nommer.

Et souvent, on ne peut pas prendre d'hormones de remplacement. On doit composer. Chercher des pistes naturelles. Soutenir notre corps autrement. Sans manuel. Sans certitude.

Certaines femmes traversent ça avec peu de symptômes, c'est vrai. Mais pour beaucoup d'entre nous, c'est un combat quotidien, invisible, silencieux. Un énième ajustement post-cancer qu'on doit intégrer à notre réalité. Une nouvelle normalité qu'il faut apprivoiser, même si on ne l'a jamais choisie.

Puis il y a ce sujet, tabou, qu'on ose à peine nommer...

## LA SEXUALITÉ

C'est un sujet dont on parle très peu, même entre femmes qui ont traversé un cancer. Pourtant, il revient presque toujours, tôt ou tard. C'est souvent dans un soupir, un aveu discret, une phrase lancée du bout des lèvres : "Je ne suis plus comme avant."

Parce que, pour beaucoup d'entre nous, la sexualité change.

Pas un peu. Beaucoup.

Et pas uniquement dans la tête, mais dans le corps aussi. Avec la ménopause, qu'elle soit provoquée par les traitements ou par une chirurgie, la libido peut tout simplement disparaître. Sans avertissement. Comme si le signal ne se rendait plus. Comme si le système s'était mis hors tension.

On peut continuer d'aimer profondément son ou sa partenaire, continuer d'avoir envie d'intimité, de proximité, de complicité... mais ne plus ressentir l'élan physique, l'envie spontanée. Et ça bouleverse. Parce que ce n'est pas qu'une question de désir. C'est aussi une perte d'élan vital, une coupure dans une zone qui faisait autrefois partie de notre identité.

Il y a aussi les impacts physiques bien réels : la sécheresse vaginale, l'inconfort, parfois même la douleur. Le rapport au corps qui change. Ce qui était fluide, naturel, instinctif devient technique, fragile, hésitant. Il faut du temps. Des ajustements. Parfois des lubrifiants. Parfois des pauses.

Cette réalité-là, on n'en parle pas souvent dans notre société. C'est tabou. On ne reçoit pas beaucoup d'information sur ce qu'on peut faire pour s'aider, pour retrouver un peu de confort, pour se réconcilier avec une sexualité différente. Et comme c'est intime, comme c'est souvent vécu dans l'ombre, on pense qu'on est seules. Mais on ne l'est pas.

C'est un sujet délicat. C'est un deuil pour plusieurs. Mais c'est aussi une réalité qui peut évoluer. Certaines femmes retrouvent leur désir avec le temps. D'autres réinventent la sexualité autrement, avec plus de douceur, plus de lenteur, plus de conscience. Ce n'est pas forcément la fin de quelque chose. C'est parfois le début d'une nouvelle façon d'aimer, de se connecter, d'habiter son corps autrement.

## LA PEUR DES SCANS

Il y a cette chose qu'on appelle "le suivi", comme si c'était une simple formalité. Une routine. Une petite vérification périodique, presque administrative.

Un suivi chaque mois.

Puis, chaque trois mois.

Et chaque six mois.

Sauf quand il y a des symptômes inquiétants...

Un suivi, c'est une date encerclée en rouge sur le calendrier. Un compte à rebours silencieux qui commence des semaines à l'avance. Ce sont les symptômes qui semblent s'amplifier à l'approche du rendez-vous. Les douleurs qui prennent plus de place. Les doutes qui reviennent. La respiration qui devient un peu plus courte chaque jour.

Parce que, derrière chaque prise de sang, chaque Tep Scan, chaque IRM ou scintigraphie osseuse, il y a cette peur : et si on trouvait quelque chose ? Et si, cette fois, c'était revenu ?

C'est irrationnel, parfois. Mais c'est aussi très rationnel. Parce qu'on l'a déjà vécu une fois. Parce qu'on sait que ça peut frapper sans prévenir. Parce qu'on n'a pas oublié ce que ça fait d'attendre un appel. De recevoir une nouvelle. De voir tout basculer en un instant.

Au début, les suivis sont fréquents. Puis, un jour, ça passe à une fois par an. Et ce jour-là, aussi paradoxal que ça puisse paraître... on panique. Parce qu'on se sent moins protégée. Moins surveillée. Moins accompagnée.

On réalise que les suivis, aussi anxiogènes soient-ils, étaient aussi un filet de sécurité. Un repère. Une manière de rester dans le radar du système. Et quand ce radar s'éloigne, la peur monte.

Il y a eu des moments où je me suis dit que ce n'était plus supportable. Cette anxiété qui monte en flèche à l'approche du jour J. Ces nuits où je ne dors plus. Cette obsession qui s'installe. Ces scénarios qui tournent en boucle dans ma tête.

J'ai déjà eu des résultats d'examens qui ont fait exploser la machine à angoisse : une hernie qui a été interprétée comme une lésion lytique sur un scan. J'ai cru que j'avais des métastases. Mon monde s'est effondré... avant qu'on me dise que ce n'était rien. Mais le traumatisme, lui, est resté.

Chaque scan, chaque écho, chaque test, ce n'est pas juste un suivi. C'est une possible requalification de toute ma vie. C'est le passé qui cogne à la porte. C'est le corps qui devient suspect. C'est le sol qui redevient instable, juste pour un instant, parfois pour des semaines.

Et même si je m'efforce de respirer, de relativiser, de faire confiance... il reste toujours cette peur sourde. Cette tension dans la gorge. Cette alarme qui s'enclenche sans mon accord. Au point où, parfois, les symptômes apparaissent, puis disparaissent à l'annonce des résultats.

## QUAND LES AUTRES PENSENT QUE C'EST FINI

Il y a une chose qu'on ne m'avait pas dite : après le cancer, on peut se sentir incroyablement seule, même quand tout semble “rentrer dans l'ordre”.

Une fois les traitements terminés, les cheveux repoussés, les cicatrices fermées, les gens autour pensent souvent que tout est revenu à la normale. Que c'est derrière nous. Que la vie continue. Et c'est vrai, en surface. On recommence à travailler, parfois. On cuisine. On rit. On poste des photos. On a l'air "bien" au premier coup d'œil. Mais à l'intérieur, c'est autre chose.

À l'intérieur, on est encore en train de s'adapter à un nouveau corps.

À une fatigue qui s'accroche.

À des hormones qu'on ne reconnaît plus.

À des peurs qui surgissent sans prévenir.

À des douleurs qu'on ne peut pas toujours nommer.

On vit dans un entre-deux, où le monde extérieur ne voit plus rien... mais où nous, on sent tout.

Et c'est là que la solitude s'installe.

Plus personne ne sait comment on va, vraiment. On ne veut pas déranger avec d'anciens problèmes. On ne veut pas être celle qui parle encore du cancer, des années plus tard, alors que les autres sont passés à autre chose. Et parfois, on se surprend à vouloir le rappeler. À vouloir dire : "Je ne suis pas revenue à la vie d'avant. J'ai juste appris à fonctionner avec un sac à dos invisible."

Un sac qui contient des douleurs résiduelles, des suivis, des effets secondaires, des insomnies, des médicaments, des ajustements constants... mais aussi, une lucidité nouvelle.

Ce mélange-là, personne ne peut le comprendre s'il ne l'a pas vécu.

Ce n'est pas qu'on veut qu'on s'apitoie sur notre sort. C'est juste qu'on aimerait, parfois, que quelqu'un comprenne que ce n'est pas terminé. Que le mot « rémission » ne vient pas soudainement mettre fin à la réalité de ce qu'on traverse.

On est encore en train de naviguer. Encore en train de guérir, à notre façon. Et ça, c'est difficile à expliquer, à montrer.

## LA PRISE DE CONSCIENCE

Le cancer change une vie. Ça, c'est certain. Il y a quelque chose qui bascule, quelque chose qui se casse, mais il y a aussi un éveil. Une clarté nouvelle. Une lucidité qu'on ne peut pas ignorer.

Beaucoup de femmes le disent après coup : c'est comme si la maladie avait agi comme une claque. Une secousse nécessaire. Un rappel brutal de ce qui compte, et de ce qui ne vaut plus la peine.

Ça ne veut pas dire qu'on remercie la maladie. Mais ça veut dire qu'on a été transformées, profondément. Et que cette transformation-là, malgré tout, porte en elle une sorte de vérité.

On arrête de perdre du temps à se stresser pour des choses futiles.

On arrête de remettre à plus tard les rêves qui traînent depuis trop longtemps.

On arrête d'attendre un moment parfait qui n'arrivera jamais.

On prend conscience que les projets, c'est maintenant qu'on doit les vivre. Pas demain.

Parce que demain n'est jamais garanti.

Et après avoir vu la mort de près, même si ce n'était que par la pensée ou la peur, on ne peut plus vivre dans l'illusion du “plus tard”.

Cette phrase qu'on entend partout, "Saisir le moment présent", prend un tout autre sens quand la maladie frappe. Ce n'est plus une belle citation sur une tasse. C'est un mantra. C'est une façon de survivre. Et plus tard, c'est aussi une façon de vivre.

Alors on fait les choses qu'on voulait faire. On lance ce projet. On écrit ce livre. On prend ce voyage. On change de métier. On quitte ce qui nous épuise. On se recentre sur ce qui a du sens. On choisit mieux.

Et même si la peur revient, même si la fatigue s'invite, même si rien n'est parfait... on vit.

Vraiment.

Plus pleinement qu'avant.

Pas parce que tout est beau, mais parce que tout est devenu précieux.

Pour moi, personnellement, je ne peux pas dire que le cancer a été un cadeau. Mais à travers toute sa laideur, il a laissé une part de lueur. Quelque chose de brut, de vrai, qui m'a obligée à me recentrer. Ce n'est pas un chemin que j'aurais voulu prendre. Mais maintenant que j'y suis passée, je sais que je ne suis plus la même. Je sais que je ne veux plus vivre à moitié.

*Guérir, ce n'est pas revenir comme avant. C'est avancer avec ce qu'on ne voit plus… mais qui pèse encore.*

*Chapitre 18*

# OUTILS POUR TRAVERSER LA MALADIE

Pendant mes traitements, plusieurs outils m'ont accompagnée. À leur manière, chacun d'eux m'a apporté quelque chose de bon. Un peu de soulagement, un peu de réconfort, parfois un sentiment de reprise de contrôle dans une situation où tout semblait m'échapper.

Certains ont soutenu mon corps.

D'autres ont apaisé mon esprit.

Ensemble, ils ont contribué à rendre l'expérience plus humaine, plus supportable.

Je sais qu'il existe toutes sortes de façons de vivre un cancer, et qu'il n'y a pas de bonne ou de mauvaise manière de le faire. Certaines personnes ne veulent rien savoir des approches alternatives, et c'est tout à fait légitime. D'autres vont jusqu'à refuser les traitements médicaux conventionnels et choisissent de miser entièrement sur des solutions naturelles. Et ça aussi, c'est un choix qui leur appartient. Chacun avance avec son bagage, ses convictions, ses instincts. Ce n'est pas une question de vérité absolue, mais d'alignement personnel.

Dans mon cas, j'ai choisi la chimiothérapie. J'ai accepté le protocole proposé, parce que la réalité était brutale : une tumeur énorme, agressive, en croissance rapide. C'était une course contre la montre, et je n'avais pas le luxe d'attendre ou de tester d'autres options plus lentes. J'ai donc dit oui à la chimio. Mais je ne l'ai pas fait les yeux fermés. Je ne l'ai pas fait sans peur, sans réflexion, sans doute.

J'ai toujours été celle qui remettait les choses en question. Celle qui ne prenait même pas un Tylenol pour un mal de tête. L'ex-végane qui lisait chaque étiquette, qui connaissait les additifs par leur nom, qui doutait des recommandations médicales non pas par paranoïa, mais parce que l'histoire nous a déjà montré que la science, parfois, peut être influencée. Parce que, souvent, on traite les symptômes sans s'interroger sur les causes profondes.

Alors oui, je me suis demandé si la chimio allait me sauver ou me détruire. Je me suis demandé si j'étais en train de signer mon propre arrêt de mort.

Et je me pose encore la question, parfois.

Parce que les effets secondaires à long terme existent. Parce que le doute ne disparaît jamais complètement. Mais j'ai fait un choix. Un choix de survie. Un choix que j'assume. Et je suis reconnaissante d'avoir pu le faire.

En parallèle, j'ai aussi choisi d'ouvrir la porte à d'autres approches. Pas pour remplacer les traitements, mais pour accompagner le processus. Pour reprendre un peu de pouvoir, même symboliquement. Ces outils n'étaient peut-être pas magiques, mais ils m'ont aidée. Est-ce qu'ils ont contribué à ma rémission ? Je ne le saurai jamais. Mais je sais qu'ils m'ont permis de traverser l'épreuve avec un peu plus de douceur, de clarté, et parfois même, de paix.

On ne choisit pas d'avoir le cancer. Mais on peut choisir les armes, les ancrages, les gestes et les rituels qui nous soutiendront. Voici les miens.

## LIRE POUR GUÉRIR

La toute première chose que j'ai faite après l'annonce de mon cancer, ce n'est pas un traitement. Ce n'est pas une décision médicale. C'est un réflexe beaucoup plus instinctif : je me suis tournée vers la lecture. Je voulais comprendre. M'accrocher. M'inspirer. Me donner une raison d'espérer que tout était encore possible, peu importe ce qu'on allait m'annoncer ensuite.

J'ai commandé le livre Rémission radicale de Kelly A. Turner.

Ce livre-là, je l'ai littéralement dévoré. Pas en une seule soirée, mais en quelques soirs, éclairée par une petite lampe de lecture, une chandelle, enveloppée dans ma doudou. Je m'enfermais dans une pièce calme de la maison, et je plongeais dedans comme si ma vie en dépendait. Parce que quelque part, je crois que c'était vrai.

Rémission radicale regroupe des dizaines de témoignages de personnes atteintes de cancers jugés incurables, ou très avancés, et qui ont malgré tout survécu, sans traitement conventionnel ou en parallèle de ceux-ci. Ce n'était pas mon intention de refuser la chimio, mais en lisant ces histoires, je me suis dit : s'il y a des gens qui s'en sortent sans rien, alors avec un bon combo corps-esprit et une approche intégrée, tout est possible.

Ce livre a planté une graine. C'est de là que m'est venue l'idée de m'entourer d'outils. De ne pas me contenter de recevoir les traitements, mais d'accompagner mon corps avec tout ce que je pouvais lui offrir de plus.

Après cette lecture, j'ai plongé dans The Biology of Belief de Bruce Lipton, et dans L'effet placebo de Joe Dispenza. Encore une fois, ce n'est pas juste du développement personnel "positif-pour-être-positif". C'est de la science. Le genre de lecture qui te donne l'impression que ton cerveau peut littéralement influencer ta biologie. Et ce n'est pas qu'une impression.

Les neurosciences montrent aujourd'hui que nos pensées ont un impact direct sur la chimie de notre corps. Le stress chronique, par exemple, affaiblit le système immunitaire, favorise l'inflammation et dérègle l'axe hormonal. À l'inverse, des états mentaux positifs, de la cohérence cardiaque, la méditation ou l'activation de circuits de gratitude peuvent réellement modifier la réponse du système nerveux autonome et favoriser la guérison. Ce n'est pas magique. C'est physiologique.

Je me suis aussi tournée vers des documentaires. Le plus marquant pour moi a été Heal. C'est un film qui explore les mécanismes d'autoguérison, les médecines alternatives, les chemins parallèles qui s'offrent à nous en dehors des salles d'hôpital.

Ces lectures, ces films, ces histoires... ce n'était pas juste de l'information. C'était du carburant. Elles ont changé ma posture intérieure. Elles ont ouvert une porte en moi. Et elles m'ont aidée à comprendre que, même si je n'avais pas choisi d'être malade, je pouvais quand même choisir de me positionner activement dans ma guérison. Je pouvais choisir de croire.

C'est à partir de ce moment-là que j'ai commencé à intégrer d'autres outils.

## MÉDITATION ET VISUALISATION

Je n'ai jamais été une personne naturellement portée vers la méditation. J'ai un cerveau qui roule à cent mille à l'heure, qui questionne tout, qui saute d'un sujet à l'autre, souvent incapable de décrocher. TDAH exemplaire. Alors quand le cancer est arrivé avec son lot de stress, de peurs, d'insomnies et de tensions physiques, j'ai compris que si je voulais tenir le coup, j'allais devoir apprendre à calmer ce chaos intérieur.

J'ai donc commencé à méditer. Pas de façon "parfaite". Pas assise en lotus avec le vide intérieur absolu. Non. Ce que je faisais, c'était surtout écouter des méditations guidées. Ce format-là m'a beaucoup aidée, parce qu'il me permettait de m'accrocher à une voix, à un rythme, à un chemin mental que je n'avais pas à construire toute seule. Je privilégiais les méditations de scan corporel, où l'on porte l'attention, partie par partie, sur chaque zone du corps. Ce type de méditation m'a aidée à ramener mon attention vers l'intérieur, à relâcher les tensions, à m'ancrer dans le moment présent, surtout les jours où tout semblait partir dans tous les sens.

J'ai aussi combiné la méditation avec des exercices de visualisation. Je mettais mes écouteurs, je m'installais confortablement, et j'écoutais des audios guidés où l'on me proposait d'imaginer des scènes précises liées à ma guérison. J'imaginais mon système immunitaire actif et puissant, mes cellules saines envahir doucement l'espace, la masse rétrécir, mon corps reprendre forme et équilibre. J'ai trouvé une visualisation que j'aimais particulièrement, où il s'agissait d'entrer en "conversation" avec mes cellules. C'était doux, presque poétique. Comme si je pouvais dialoguer avec ce qui se passait en moi, sans violence. Comme si je pouvais influencer mon propre processus par l'amour, la présence, l'intention.

Est-ce que ces moments m'ont guérie ? Je ne le sais pas. Mais ce que je sais, c'est qu'ils m'ont aidée à respirer.

À me déposer. À sentir que, même brièvement, j'avais encore accès à un espace intérieur qui n'était pas complètement envahi par la peur.

Ces pratiques m'ont aussi permis de recréer un petit rituel dans mes journées, quelque chose que je contrôlais dans un quotidien qui ne m'appartenait plus vraiment. Je méditais dans un bain chaud, juste avant de me coucher. Ce moment était devenu une sorte de refuge. Un espace où je ne devais rien prouver à personne. Juste respirer. Guérir.

Il y avait aussi cette étrange sensation que, même si je ne pouvais pas mesurer l'efficacité immédiate de ces pratiques, elles avaient un effet cumulatif. Comme si chaque séance déposait une petite couche de calme en moi. Une forme de solidité intérieure.

Une armure invisible pour traverser le reste.

## ÉCOUTE INTÉRIEURE ET INTUITION

Au début de mon parcours, c'était une tempête. Une tempête de bonnes intentions, de gens qui m'offraient leur aide, leur temps, leurs visites. C'était presque trop. J'étais submergée. Je voulais accepter tout ça, parce que je ne voulais pas faire de la peine à personne. Je sentais qu'autour de moi, les gens avaient besoin de parler, de partager, de m'offrir leur soutien. Mais, au bout d'un moment, j'ai réalisé que ce n'était pas ce dont j'avais besoin. Ce n'était pas ce qui me faisait du bien.

C'est à ce moment-là que j'ai compris qu'il fallait que je mette une pause à tout ça. J'ai dû me retirer. Me donner la permission de m'isoler, sans culpabilité. Parce que le cancer, pour moi, a été une période de retraite. De repli dans ma caverne, dans un espace où j'étais seule avec moi-même, avec mes pensées, avec mon corps. J'en avais besoin. Pour me ressourcer, pour digérer, pour guérir à ma manière.

C'était un isolement qui m'a fait du bien, qui a permis à mon corps et à mon esprit de se recentrer, sans les bruits extérieurs. Et, honnêtement, je pense qu'il est essentiel de s'écouter. De respecter ses propres limites, de suivre son intuition. On m'a dit souvent qu'il fallait accepter l'aide, qu'il fallait parler, être entourée... mais au fond, ce n'est pas à nous de rassurer les autres quand on est malade. Ce n'est pas à nous de gérer leurs émotions, leurs inquiétudes. C'est aux autres de comprendre notre besoin de silence. C'est à eux de comprendre qu'on a parfois besoin de se replier, de se préserver, de trouver de l'espace pour respirer sans les attentes des autres.

Je crois que beaucoup de femmes atteintes de cancer ont cette pression intérieure de rassurer tout le monde autour d'elles. Elles veulent que leurs proches ne s'inquiètent pas, elles craignent de déranger, de sembler faibles. Mais l'important, ce n'est pas de rassurer les autres. L'important, c'est de prendre soin de soi-même. Et, dans ce processus, écouter son intuition devient crucial.

Mon intuition m'a crié pendant un an que quelque chose n'allait pas, mais je l'ai ignorée. Quand le cancer est arrivé, j'ai compris qu'elle avait raison. Et, avec le recul, je vois maintenant à quel point le corps nous envoie des messages puissants. Et ces messages, on doit les écouter. J'ai appris à vraiment me laisser guider par mon intuition. Que ce soit pour choisir des herbes, des suppléments, des habitudes de vie, ou même la manière de me préparer pour chaque traitement. J'ai cessé de lutter contre ces instincts. J'ai écouté mon corps plus que je ne l'avais jamais fait. Si je ressentais le besoin de faire une sieste, je m'accordais cette pause. Si je voulais manger tel aliment ou boire telle tisane, je suivais cette envie sans me poser trop de questions. C'était ma manière de reprendre le contrôle sur ce qui pouvait l'être.

C'est cette écoute, cette connexion profonde à mon corps et à mon intuition, qui m'a permis de traverser la maladie avec une sorte de calme intérieur. Parce que même si tout était incertain autour de moi, je savais que, au moins, je pouvais m'appuyer sur moi-même.

## L’ÉCRITURE COMME EXUTOIRE

J’avais besoin de m’isoler. De me recentrer. De m’écouter. Et surtout... j’avais besoin de parler sans parler. D’exprimer ce que je vivais sans jugement, sans filtre, sans avoir à choisir mes mots pour ne pas déranger. L’écriture m’a offert cet espace. Ce silence actif. Ce terrain brut où je pouvais tout déposer sans avoir peur de faire de la peine, de trop en dire, ou de ne pas assez en dire.

C’est dans cette période-là que j’ai lancé ma page Facebook Cancer sans censure. C’est là que j’ai commencé à écrire, à partager, un peu, puis beaucoup, puis sans retenue. Mais en parallèle de ça, en douce, presque en secret, j’ai commencé à écrire ce livre. Celui que tu tiens peut-être dans tes mains en ce moment. Ce n’était pas un projet de carrière. Ce n’était pas une publication prévue. C’était juste moi avec moi-même. Moi avec mes pages. Un dialogue intime. Une forme d’auto-soutien.

Je sais que pour certaines personnes, aller voir un psy, c’est vital. Et je le respecte entièrement. Mais pour moi, ça n’a pas fonctionné. J’ai essayé. Et ça ne m’a pas aidée.

Ce qui m’a aidée, c’était de prendre un clavier, ou un cahier, et de tout écrire. Brut. Vrai. Pas pour plaire. Pas pour être forte. Juste pour ne pas imploser. L’écriture a été ma meilleure psy, sans rendez-vous, sans diagnostic, sans mouchoirs en carton sur la table.

Si ChatGPT avait existé à ce moment-là, il aurait probablement été mon confident virtuel, un mix entre psy numérique et miroir d’écriture. Mais à l’époque, c’était moi, mon ordinateur portable et les mots. Ça suffisait.

J'écrivais pour comprendre. Pour canaliser. Pour respirer. Mais surtout, j'écrivais pour ne pas me perdre. Et je suis convaincue que tout le monde peut bénéficier de l'écriture, à sa manière.

Que ce soit en tenant un journal intime, en écrivant une lettre jamais envoyée, en listant des gratitudes, ou en racontant son histoire, que ce soit sur un blogue, sur une feuille volante ou dans un livre comme celui-ci, tout le monde a quelque chose à dire. Et tout le monde gagne à se l'avouer, au moins une fois.

L'écriture n'a pas besoin d'être parfaite. Il y a tellement de gens qui se privent d'écrire simplement parce qu'ils pensent qu'ils ne sont pas "bons". Parce qu'ils croient qu'il faut écrire comme un auteur, publier un livre, manier les mots avec grâce ou savoir faire des phrases profondes. Mais l'écriture, ça n'a pas besoin d'être beau. Ça n'a même pas besoin d'être lu. Tu peux écrire juste pour toi. Avec des fautes. Avec des ratures. Avec des mots simples ou maladroits. Et c'est souvent là que c'est le plus vrai. Le plus guérissant. Le plus humain.

Pendant mon cancer, on m'a dit quelques fois : “Toi, t'es chanceuse, t'as une belle plume.” Mais moi je crois que tout le monde a cette capacité en lui. C'est juste qu'on ne nous l'a pas assez dit, ou qu'on a appris à cacher cette voix-là, à douter d'elle, à la vouloir trop parfaite.

Pourtant, c'est souvent dans l'imperfection que se cache le plus grand soulagement. Le plus grand exutoire. Le plus beau.

L'essentiel, ce n'est pas comment tu écris. C'est que tu te laisses le droit d'écrire.

## ALIMENTATION CONSCIENTE

Juste avant mon diagnostic, j'avais commencé un suivi en naturopathie. Et quand le cancer est tombé, honnêtement, j'ai tout remis en question. Est-ce que ça servait encore à quelque chose de faire attention ? J'étais en colère. J'avais l'impression d'avoir passé des années à faire des efforts pour ma santé... pour finir avec un cancer pareil. Alors oui, j'ai dérapé. Je me suis mis à manger n'importe quoi, comme si je voulais faire un doigt d'honneur à tout ce que j'avais essayé de contrôler. C'était ma façon d'exprimer ma colère, ma déception, mon « pourquoi moi ».

Puis tranquillement, quand la poussière est retombée, j'ai réalisé que l'alimentation n'était pas seulement une question de nutriments. C'était une manière de reprendre un peu de pouvoir, un geste à ma portée dans un monde où plus rien ne l'était. J'ai donc décidé de continuer mes démarches, mais différemment. Pas dans la rigidité, ni dans la perfection. Dans la conscience.

J'ai choisi de garder une alimentation principalement faible en aliments inflammatoires. Pour moi, ça a voulu dire m'inspirer du protocole AIP (autoimmune protocol), mais à ma manière. Je l'adaptais selon mon corps, selon mes réactions, selon mes limites du moment. Ce n'était pas une diète stricte ; c'était une ligne directrice souple, un moyen de mieux m'écouter, de me traiter avec douceur dans un parcours où tout était brutal.

J'avais été végétalienne pendant deux ans. Mais après le diagnostic, mon corps me demandait des protéines animales, du poisson, et je l'ai écouté. Je ne mangeais pas de manière rigide. Je me permettais des petits plaisirs, des exceptions.

Je priorisais les légumes et les fruits frais, particulièrement ceux qui sont riches en eau et en antioxydants : céleri, concombres, petits fruits, melon. Pendant la chimio, ma bouche était souvent sèche, donc ces aliments-là me faisaient du bien. Je me préparais aussi des popsicles maison à base de smoothies naturels pour apaiser ma gorge. Et je mettais l'accent sur certains ingrédients reconnus pour leurs effets bénéfiques, comme les crucifères (brocoli, chou-fleur, choux de Bruxelles) et les épices anti-inflammatoires comme le gingembre et le curcuma.

J'y allais doucement, en m'assurant de toujours bien les combiner (comme le curcuma avec le poivre, pour une meilleure absorption). Et je faisais attention aux contre-indications, surtout pendant la chimio. Parce que même de bonnes épices, comme le curcuma, peuvent interagir négativement avec les traitements si on ne s'informe pas.

L'important, c'est d'être bien accompagnée. Peu importe la personne ou le type de professionnel choisi, ce qui compte, c'est de sentir qu'on est écoutée, respectée, et soutenue. Pour certaines, ce sera un naturopathe. Pour d'autres, une nutritionniste spécialisée en oncologie. Certaines se tourneront vers des approches traditionnelles, d'autres vers des alternatives naturelles. Il n'y a pas une bonne réponse universelle, seulement celle qui convient à notre réalité, à nos valeurs, à notre intuition. Ce que j'ai compris, c'est qu'il ne faut pas hésiter à poser des questions, à chercher, à tester.

J'ai aussi acheté quelques livres de recettes pour personnes atteintes de cancer. Ils n'étaient pas tous égaux, mais certains m'ont donné de belles idées.

Ce qui m'a marquée, surtout, c'est de constater à quel point on peut manger pour se nourrir, mais aussi pour se soutenir. Chaque repas était devenu un geste d'amour envers moi-même. Même si je ne pouvais pas guérir à coups de salade de chou, je savais que chaque bouchée était une façon de collaborer avec mon corps, pas contre lui.

## APPROCHES NATURELLES ET HERBORISTERIE

J'ai eu la chance, au tout début de mon diagnostic, de recevoir un petit panier cadeau de la part d'une herboriste de mon entourage. Elle m'avait préparé quelques plantes, une huile essentielle, des petits trésors végétaux offerts avec douceur, dans un geste profondément humain. Ce geste m'a touchée. Parce qu'il venait du cœur. Parce qu'il ramenait la guérison à quelque chose de vivant, de doux, de tactile.

Je lui ai demandé si elle accepterait de m'accompagner tout au long de mes traitements, mais elle m'a répondu avec beaucoup de sagesse qu'elle ne se sentait pas à l'aise. Elle connaissait bien les plantes, mais elle savait aussi que le cancer est un terrain délicat, et que certaines interactions peuvent être dangereuses. Et ça, c'est un point que je veux souligner : les plantes sont puissantes. Ce ne sont pas des petites tisanes inoffensives qu'on boit pour se donner bonne conscience. Ce sont de véritables alliées thérapeutiques, qui peuvent aider, ou nuire si elles ne sont pas bien utilisées.

Alors oui, l'herboristerie m'a aidée. Mais pas seule, pas improvisée. Accompagnée, encadrée.

Elle m'a référée à une herboriste spécialisée en oncologie, avec qui j'ai eu la chance de travailler. Elle m'a construit un protocole adapté, compatible avec mes traitements. Et là, j'ai découvert un univers. Je me suis un peu transformée en sorcière moderne : je faisais infuser des mélanges de champignons médicinaux, de plantes et de racines dans un chaudron rempli d'odeurs et de couleurs. Je laissais réduire le tout pour en faire un sirop, auquel j'ajoutais certaines teintures.

Ce n'était pas un remède miracle. C'était un soutien.

Il y avait des plantes pour protéger mon foie, d'autres pour soutenir mes reins, ma vitalité, mon système immunitaire. Et je l'affirme sans hésiter : j'ai vu une différence. Sur mon énergie. Sur ma clarté. Sur ma récupération.

Ce qui me fait sourire aujourd'hui, avec tout le respect du monde, c'est de voir à quel point certaines personnes rejettent en bloc l'herboristerie, la traitant de "charlatanisme", alors que la majorité des traitements médicaux modernes... sont dérivés des plantes.

- Le paclitaxel, chimio Taxol, est issu de l'écorce d'if.
- La morphine vient du pavot.
- La quinine, utilisée pour traiter le paludisme, provient de l'écorce du quinquina.
- L'acide salicylique, précurseur de l'aspirine, vient de l'écorce de saule.
- Et même la vinblastine, aussi utilisée en oncologie, provient de la pervenche de Madagascar.

Alors non, les plantes ne sont pas des solutions naïves ou folkloriques. Elles sont à l'origine même de ce qu'on appelle aujourd'hui la médecine.

Mais là encore, je mets une nuance importante.

Je ne suis pas médecin. Et je ne recommande à personne de s'auto-prescrire des plantes pendant des traitements, encore moins en cancérologie. Il faut absolument être accompagné par un professionnel qualifié, qui connaît à la fois les plantes et les traitements en cours. Parce que même un "ingrédient naturel" peut interférer avec la chimio, avec les médicaments, avec les processus du corps.

De mon côté, cette approche m'a soutenue, profondément. Elle m'a reconnectée à quelque chose de simple et sacré.

## NATUROPATHIE ET MÉDECINE INTÉGRATIVE

La naturopathie a été un des premiers outils que j'ai intégrés, bien avant même mon diagnostic. Et heureusement, parce qu'elle m'a offert des repères quand tout s'est écroulé. Au départ, je l'ai consultée pour revoir mon alimentation. Mais très vite, j'ai compris que ce que cette approche m'offrait allait bien au-delà de ce qu'il y avait dans mon assiette. Elle m'a appris à voir la santé dans sa globalité : corps, esprit, environnement. Et à comprendre que tout est lié.

J'ai eu la chance d'être accompagnée par un naturopathe compétent, professionnel, rigoureux. Quelqu'un qui ne jouait pas au gourou, mais qui m'a plutôt guidée à travers des ajustements concrets, équilibrés, sans rigidité. On a parlé de nutrition, bien sûr. Mais aussi de détox environnementale. Parce que oui, on est entouré de toxines au quotidien. Et parfois, sans même s'en rendre compte, on accumule une charge toxique qui affaiblit le corps, surcharge le foie, dérègle nos systèmes.

Je n'ai pas tout éliminé d'un coup. Mais petit à petit, j'ai repris le contrôle sur mon environnement. Parce que je savais que je ne pouvais pas contrôler le cancer. Mais je pouvais réduire les agressions quotidiennes sur mon corps, pour l'aider à mieux gérer ce qu'il traversait.

On a aussi discuté de mode de vie, de routine saine, et plus encore.

J'ai commencé à réduire ce qui me nuisait, mais j'ai aussi cherché à augmenter ce qui me faisait du bien. C'était un tout. Une envie de revenir à quelque chose de plus naturel, de plus vivant, de plus aligné.

Voici quelques gestes simples que j'ai intégrés à mon quotidien :

- Marcher chaque jour pour faire circuler ma lymphe
- Mettre mes pieds nus sur la terre (grounding)
- Jardiner, toucher la nature, ralentir
- Boire de l'eau filtrée
- Prendre du soleil chaque jour pour réguler mon cycle circadien
- Dormir dans une pièce noire et calme
- Respirer profondément, plusieurs fois par jour
- M'entourer de sons doux, d'odeurs naturelles
- Créer des rituels qui me ramenaient à moi-même

Et puis, il y a eu ces gestes inattendus, qui sont venus me toucher d'une autre façon. Je pense, entre autres, à la douce-maman d'une amie, qui m'a offert un soin de réflexologie. Un moment de pur recentrage. J'ai aussi eu un soin de Reiki, un moment presque magique en soi.

Et ces moments-là m'ont profondément marquée parce que parfois, le soin, ce n'est pas une technique, mais une présence. Une paire de mains posée avec douceur, bienveillance, et une sincère intention de soulagement.

Je sais que pour d'autres, ce sera l'acupuncture, l'ostéopathie ou la massothérapie. Peu importe l'approche, ce qui compte, c'est d'élargir notre vision de la guérison. D'oser s'ouvrir à plus grand. De ne pas tout miser uniquement sur les pilules, les scans, les diagnostics.

Parce que la santé, ce n'est pas juste l'absence de maladie.

C'est un équilibre.

## REDÉFINIR SA MISSION

Dans Rémission radicale, j'avais lu qu'un des points communs chez plusieurs survivants était d'avoir un but, un objectif, une mission. Sur le coup, ça m'a frappée de plein fouet. Parce que moi, avant mon diagnostic, j'étais prise dans un grand cercle vicieux : la productivité, la performance, la maison, les enfants, les plans d'avenir, l'argent, le ménage, le stress.

Je vivais comme en mode automatique.

Je "faisais" la vie, mais je ne la vivais pas.

Quand le cancer est arrivé, tout s'est arrêté.

Et dans ce silence brutal, j'ai entendu une voix que j'avais toujours étouffée :

"Qu'est-ce que t'as envie de faire de ta vie, Sarah ? Pourquoi tu es ici ?"

Et c'est là que je me suis fait un pacte intérieur, une promesse que je me suis répétée comme un mantra :

Si je survis, je vais écrire un livre.

Si je survis, je vais changer le monde à ma façon.

Si je survis, je vais oser vivre la vie que j'ai toujours reportée à demain.

Ce n'était pas un plan de carrière. Ce n'était pas un rêve flou. C'était un élan viscéral. Une envie de me reconnecter à quelque chose de plus grand que mes douleurs, de plus grand que moi.

Et ça, ça m'a tenue debout. Ça m'a donné une direction dans un moment où tout était désorienté.

Mais redéfinir sa mission, ce n'est pas seulement fixer des objectifs. C'est aussi reconnecter à une forme de foi intérieure. Une spiritualité, au sens large.

Je n'ai jamais été une femme religieuse. Mais à ce moment-là, j'ai commencé à croire. Pas dans un Dieu défini. Pas dans une église. Mais dans une raison d'être encore là. Dans une intelligence quelque part. Dans le fait que peut-être, tout ça avait un sens.

Je sais que pour beaucoup, la foi prend une forme religieuse. Et aujourd'hui, je le comprends mieux. Je ne comprenais pas avant pourquoi tant de gens se tournaient vers un Dieu pendant une maladie grave. Mais maintenant, je comprends. Parce que quand tout s'écroule, il faut s'accrocher à quelque chose. Et il y a du beau dans ça. Il y a de la paix. Il y a du réconfort à croire que nous ne sommes pas seuls, que nous faisons partie d'un plan, que quelque chose nous dépasse.

Que ce soit Dieu, l'univers, la conscience, l'énergie, la nature, peu importe. Croire, à un certain niveau, c'est nécessaire pour survivre. Parce que ça donne un sens, un fil, un souffle. Et quand on est en train de perdre pied, ce petit fil-là peut nous garder en vie.

Est-ce que ça veut dire que j'étais toujours positive, sereine, pleine d'espoir ? Non. J'ai eu des jours où je pleurais ma vie. Où je pensais que c'était fini. Où je criais intérieurement. Mais je me permettais ces moments. Ces débordements. Parce que les émotions non libérées finissent toujours par exploser quelque part. Et après avoir tout vidé, je revenais à cette pensée :

Je suis encore là. Je suis vivante aujourd'hui. Et aujourd'hui, je peux encore choisir.

## PROFITER DE LA VIE AUJOURD'HUI

On vit dans une société qui nous pousse à planifier, à structurer, à tout remettre à plus tard. Travailler fort. Économiser. Tenir le coup jusqu'à la retraite. Comme si la vie commençait à 65 ans. Mais la réalité, c'est que tellement de gens n'y arrivent jamais à cette retraite.

Statistiquement, je me souviens avoir lu qu'environ 1 homme sur 4 et 1 femme sur 6 décèdent avant l'âge de 65 ans. Ça veut dire que, pour des millions de personnes, le fameux "plus tard" n'existe même pas.

Et ça, le cancer me l'a appris brutalement. Le futur, ce n'est pas une promesse. C'est une possibilité.

Et même ceux qui s'y rendent à cette retraite tant attendue ne sont pas tous en santé pour en profiter.

La majorité des gens de 65 ans et plus vivent avec au moins une maladie chronique : hypertension, arthrose, diabète, maladies cardiaques... Et plusieurs doivent composer avec des limitations physiques, de la fatigue, de la douleur au quotidien.

À 75 ans, presque une personne sur deux vit avec une incapacité qui restreint sa qualité de vie.

Alors, la question se pose : qu'est-ce qu'on attend ?

Pourquoi remettre nos projets, nos rêves, nos envies à plus tard... quand le "plus tard" est souvent incertain, ou arrivé trop tard ?

Le pire, c'est qu'on vit tous un peu dans l'illusion du "plus tard". Plus tard, je voyagerai. Plus tard, je prendrai soin de moi. Plus tard, je vivrai mes rêves.

Mais entre-temps, on oublie de vivre le seul moment qui existe réellement : maintenant.

Et ce "maintenant", trop de gens le survolent sans jamais vraiment l'habiter. Pris dans la routine, le stress, les projets à cocher. Pris dans la survie au lieu de la vraie vie.

Alors j'ai décidé d'arrêter de tout remettre.

D'arrêter de me dire "un jour...", et de foncer, même si ça fait peur.

Même si ce n'est pas "le bon moment". Parce que le bon moment, souvent, c'est maintenant.

Avec mon conjoint, on a osé déménager. Un projet qu'on n'aurait jamais concrétisé avant. Trop risqué, trop complexe, trop déstabilisant. Mais la maladie nous a secoués juste assez pour qu'on réalise qu'on n'a pas envie de repousser la vie à plus tard. On a envie de la vivre maintenant, même imparfaitement.

Et ça, je le souhaite à tout le monde. Pas d'attendre que le drame arrive pour se réveiller. Pas d'attendre d'être "libre" pour enfin faire ce qui nous fait vibrer. Mais oser, doucement, chaque jour, faire une place à la vie réelle. Celle qui nous fait du bien. Celle qui nous appelle. Parce que plus tard... ce n'est pas toujours un luxe qu'on aura.

Et au fond, si on arrêtait de se demander "qu'est-ce qui pourrait mal aller si j'ose ?" pour plutôt se demander "qu'est-ce qui va m'éteindre à petit feu si je n'ose pas ?"

## CRÉER UNE BULLE POSITIVE

Pendant un cancer, tout change. Le corps, l'esprit, et souvent, les relations.

On réalise vite que certaines personnes sont présentes, lumineuses, positives dans notre vie. Et d'autres, moins. Et parfois, on ressent un choc émotionnel, subtil ou brutal : les liens changent.

Certaines personnes s'éloignent. Disparaissent même. Souvent, ce n'est pas par malveillance. C'est par malaise. Par peur. Parce qu'elles ne savent pas quoi dire. Parce que ça les confronte. Parce qu'elles étaient là "pour le fun", mais pas pour la tempête.

Et à l'inverse, certaines personnes se révèlent. Des connaissances deviennent des piliers. Des gens qu'on croyait distants se rapprochent, nous enveloppent, nous portent avec une humanité qu'on n'avait jamais vue.

C'est déroutant. Mais c'est aussi profondément révélateur.

Et il faut aussi le dire clairement : ce n'est pas juste les autres qui changent. Nous aussi.

La maladie nous transforme. Elle nous bouscule, nous dépouille, nous réaligne. Et ce réalignement, parfois, il fait éclater l'ancien cercle. Parce qu'on n'est plus la même. Parce qu'on a des besoins différents. Parce qu'on ne tolère plus les relations superficielles, les attentes non dites, les dynamiques déséquilibrées.

Et c'est correct.

Créer une bulle de soutien, ce n'est pas juste accepter de l'aide. C'est choisir avec qui on partage notre espace.

C'est se permettre de faire un tri, même si c'est difficile. C'est reconnaître que certaines relations ne survivront pas à l'épreuve, et que d'autres, au contraire, vont s'approfondir dans l'essentiel.

Peut-être que ce sera le moment de laisser aller certaines personnes qui nous vident plus qu'elles ne nous remplissent. Peut-être que ce sera l'occasion de créer de l'espace pour de nouveaux liens avec des gens qui vivent la même chose, qui comprennent, qui ne nous jugent pas.

Les groupes de soutien, pour moi, ça a été ça. Un espace où je pouvais être vraie. Pleurer, rire, dire les vraies affaires.

Sans filtre. Sans peur.

Créer une bulle de soutien, c'est aussi se protéger. On a le droit de s'entourer uniquement de ce qui nous fait du bien.

Ce n'est pas un caprice.

Ce n'est pas de l'égoïsme.

C'est une nouvelle forme de sagesse.

C'est de la survie.

Et c'est un acte d'amour envers soi-même.

*C'est en s'écoutant et en choisissant ce qui nous fait du bien qu'on trouve notre propre chemin.*

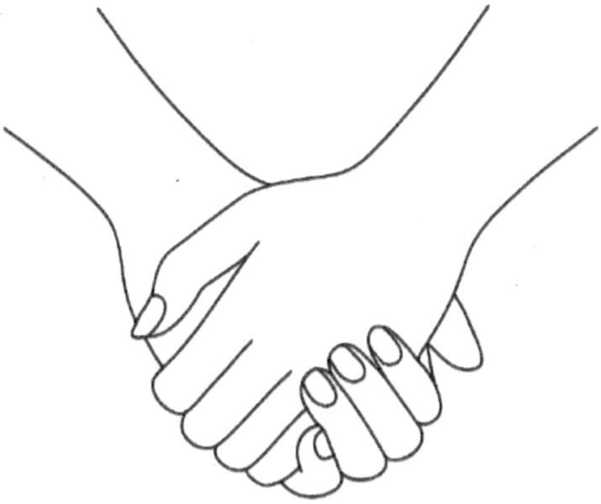

*Chapitre 19*

# AUX PROCHES AIDANTS

Parfois, même avec tout l'amour du monde, on ne sait pas quoi dire ni quoi faire pour aider.

On a peur de ne pas en faire assez... ou d'en faire trop.

De ne pas en parler... ou d'en parler maladroitement.

Alors, on reste silencieux. Ou on dit ce qu'on croit réconfortant, mais qui, en réalité, peut faire mal. On garde une certaine distance. Ou au contraire, on essaie tellement d'être présent qu'on oublie de respecter le besoin d'isolement de l'autre.

Ce n'est pas un reproche. Ce n'est pas un jugement. C'est une réalité : être proche aidant, ce n'est pas inné. C'est difficile.

Et c'est pour ça que j'ai voulu écrire cette section. Pour vous offrir des repères. Des exemples. Des gestes concrets qui peuvent réellement aider. Pour parler ouvertement de ces phrases qu'il vaut mieux éviter, non pas pour pointer du doigt, mais pour vous permettre d'accompagner avec plus de douceur, plus de justesse, et surtout, avec plus de conscience.

Parce que votre façon d'être là peut tout changer.

Et je vous le dis du fond du cœur : merci.

Merci d'être là.

## COMMENT AIDER, VRAIMENT

Souvent, les proches veulent aider, mais ne savent pas quoi faire. Alors, ils offrent des choses bien intentionnées, mais parfois inadaptées. Voici une liste d'idées utiles, simples et concrètes.

**Offrir un certificat-cadeau pour un traiteur**, afin que la personne puisse choisir ce qui lui fait envie, au moment où elle en a envie. L'appétit est souvent instable lors des traitements.

**Préparer des plats congelés maison**, simples, nourrissants, à réchauffer au besoin.

**Offrir du transport pour les rendez-vous médicaux.** Être accompagné, ne pas avoir à conduire en sortant d'un traitement, c'est un soulagement énorme.

**Garder les enfants**, ne serait-ce qu'une heure ou pour la soirée à la suite des premiers traitements. Le répit, c'est vital.

**Créer un panier de réconfort :** une couverture douce, des crèmes hydratantes, des bas moelleux, des livres doux, des carnets de notes...

**Offrir les services de ménage.** La plupart des malades ne veulent pas que leur entourage voie leur désordre ou leur vulnérabilité à ce point. Mais offrir les services d'un professionnel, c'est différent.

**Respecter le silence.** Parfois, le plus grand des cadeaux, c'est de ne pas insister. De proposer de l'aide, sans plus.

**Être là, sans forcer.** Respecter les limites. Accepter qu'on ait besoin de s'isoler.

## CES PHRASES QUI BLESSENT SANS LE VOULOIR

Quand on aime quelqu'un, on veut le réconforter. Mais parfois, on le fait avec des mots qui, sans mauvaise intention, blessent profondément. Voici quelques phrases qu'on entend souvent, et qui, même si elles partent d'un bon sentiment, laissent parfois une trace amère.

***Tu es chanceuse. Le cancer du sein, ça se guérit bien.***
Ce commentaire peut sembler rassurant, mais il banalise la réalité. Oui, certains cancers du sein se guérissent bien. Mais pas tous. Et ce n'est jamais une garantie. C'est une statistique pleine de nuances. Quand on est dedans, ce n'est pas une chance. C'est une peur constante, et une menace réelle.

***Moi, je ne serais pas capable d'être à ta place.***
Ce genre de phrase nous force à nous justifier. À jouer un rôle de guerrière qu'on ne ressent pas. On n'est pas plus forte que les autres. On fait juste ce qu'on peut, un jour à la fois. Et ce serait la même chose pour les autres.

***Tu vas avoir une nouvelle poitrine gratuite !***
Une mastectomie, ce n'est pas une chirurgie esthétique. Ce n'est pas un cadeau. Ce n'est pas une amélioration. C'est un arrachement. Souvent, il n'y a plus de mamelon. Il n'y a plus de sensation. Il y a des cicatrices, une asymétrie, d'autres chirurgies pour tenter de rattraper le tout. Une douleur physique et une blessure identitaire.

***Reste positive.***
La positivité toxique, celle qui exige de sourire pendant qu'on s'effondre, n'aide personne. On a le droit de dire que c'est de la merde. Il y a des jours où tout ce qu'on vit est trop. Trop lourd, trop laid, trop injuste.

***La vie t'envoie une épreuve parce que tu es capable de la traverser.***
Cette phrase-là, elle veut bien faire. Mais elle nie quelque chose de fondamental : ce n'est pas parce qu'on survit qu'on est préparé. On fait juste ce qu'on peut. Et personne ne mérite une épreuve aussi lourde, aussi terrifiante, pour prouver sa force. Est-ce qu'on dirait aussi à un bébé ou un enfant gravement malade que, si la vie l'a rendu malade, c'est parce qu'il est fort ?

***Moi, je ne pourrais jamais vivre sans avoir de seins.***
Ce n'est pas un choix comme choisir une coupe de cheveux. C'est un choix face à une menace mortelle.

***"Toi, t'es belle sans cheveux. Moi, je serais laide."***
Cette phrase est souvent dite avec douceur, pour rassurer, par pure honnêteté. Mais ce qu'elle sous-entend, c'est que la norme, c'est que les femmes chauves sont laides. Et qu'on fait exception. Qu'on "s'en sort bien". Mais quand on perd ses cheveux à cause d'un traitement qui nous rend malades, on ne veut pas entendre à quel point c'est rare d'être encore jolie. Parce qu'on le sait très bien, que la plupart des gens ne voudraient jamais être à notre place.

***Le pire est derrière toi !***
Si seulement... *M*ais la vérité, c'est que le plus dur vient parfois après. Après les traitements. Après les félicitations. Après que tout le monde soit retourné à sa vie. Quand toi, tu dois reconstruire la tienne, avec un corps épuisé, une peur qui colle à la peau, des effets secondaires qui ne partent pas, une identité éclatée à recoller.

## LES PROCHES AIDANTS SOUFFRENT, EUX AUSSI...

On parle beaucoup de la personne malade. De ses traitements, de ses symptômes, de ses rendez-vous, de ses peurs.

Mais on parle rarement de ceux qui restent à ses côtés.

Être proche aidant, ce n'est pas porter un diagnostic, mais c'est souvent porter une charge invisible.

Une charge faite de nuits blanches, de boule dans la gorge, de peur constante de perdre un être cher.

Ceux qui accompagnent traversent eux aussi une forme de tempête. Ils vivent avec le sentiment d'impuissance, avec le deuil silencieux de la normalité, avec la difficulté de voir une personne qu'ils aiment s'effondrer sans pouvoir réparer.

Ils sourient parfois pour rassurer, alors que le cœur est en vrac. Ils s'effacent, parfois, par pudeur ou par instinct, laissant de côté leurs propres émotions. Ils prennent sur eux, pour que l'autre tienne. Et souvent, ils ne se permettent pas de craquer.

Parce qu'ils ne sont "pas les malades". Parce que leur douleur semble secondaire.

Mais elle ne l'est pas.

La souffrance des proches est réelle. Elle est moins visible, peut-être. Moins prise en charge, oui. Mais bien présente.

Et elle mérite, elle aussi, un espace.

Aimer quelqu'un dans la maladie, c'est une épreuve en soi.

Parce que ceux qui soutiennent traversent aussi, à leur manière, quelque chose de profondément bouleversant.

*Dans le chaos de la maladie, il y a un lien puissant : celui d'être là, ensemble, malgré tout.*

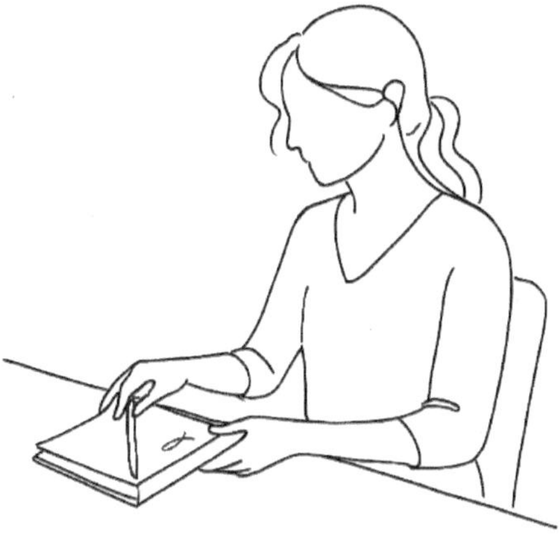

*Chapitre 20*

# 6 ANS PLUS TARD

Aujourd'hui, je tourne enfin la dernière page de ce livre. Pas parce que tout est derrière moi ni parce que j'ai trouvé toutes les réponses, mais parce que je sens que c'est maintenant que ça doit se faire.

Ce livre, je l'ai porté pendant six ans. Six années à essayer de comprendre ce qui m'est arrivé, ce que ça a détruit, ce que ça a transformé, ce que ça a créé, ce que ça a ancré en moi.

Six années à remettre ce moment à plus tard, comme si mettre un point final signifiait rouvrir chaque choc, chaque vérité, chaque révélation que ces années m'ont imposés.

Il y a exactement six ans, je sortais du bureau du médecin avec une phrase qui allait fracturer ma vie en deux.

Six mois plus tard, on m'annonçait qu'il ne restait plus aucune trace de cancer.

Entre ces deux phrases, quelque chose en moi s'est effrité, puis s'est reconstruit autrement. J'ai traversé un territoire que je n'aurais jamais imaginé devoir arpenter.

Il y a eu le choc du diagnostic, cette sensation terrifiante où le sol se dérobe sous les pieds.

Il y a eu le moment où j'ai rasé ma tête, le cœur qui tremblait, mais la détermination qui montait.

Il y a eu les nuits à même le plancher froid de la salle de bain, intoxiquée par les traitements.

Il y a eu la peur brute qui me réveillait en sursaut, et qui prenait toute la place.

J'ai perdu mes deux seins, beaucoup de ganglions, mes ovaires, mes trompes... des chirurgies qui ont redessiné mon corps et m'ont forcée à revoir qui j'étais, comment je me voyais, comment je me définissais.

J'ai passé des scans, des tests, des examens qui semblaient ne jamais finir, à attendre avec angoisse le téléphone de ce numéro inconnu que je connaissais trop bien.

Et au milieu de tout ça, il y a eu autre chose.

Il y a eu l'amitié née dans l'épreuve, et les regards qui comprennent sans avoir besoin de dire un mot.

Il y a eu les messages envoyés à trois heures du matin parce que quelqu'un, quelque part, vivait exactement la même chose que moi.

Il y a eu la force que je ne me connaissais pas. Une force brute, viscérale, qui m'a portée alors que je croyais tomber.

Il y a eu un réveil intérieur, une urgence de vivre autrement.

J'ai osé me lancer en affaires, créer ce qui me faisait vibrer, choisir la liberté au lieu de la peur.

J'ai appris l'importance de me prioriser, de me faire confiance, de m'écouter pour vrai.

Et finalement, j'ai découvert que même au milieu de la noirceur, on peut toujours trouver un point de lumière, parfois minuscule, mais suffisant pour continuer.

Je croyais pendant longtemps qu'après tout ça, la vie allait simplement "reprendre" un jour. Que j'allais finir par redevenir celle que j'étais avant. Mais la vie ne revient jamais à ce qu'elle était.

Je ne suis plus la même qu'avant, et je dois l'accepter.

Aujourd'hui je suis là. En rémission. Vivante. Mais rien n'est complètement terminé. Le cancer laisse des cicatrices visibles et invisibles. La rémission est un territoire instable, un mélange de gratitude immense et de peur silencieuse qui vit au fond de la poitrine.

On apprend à vivre avec le "peut-être", avec l'incertitude, avec la mémoire du traumatisme.

Quand la maladie s'éteint, tout le reste continue d'exister : les doutes, les examens, les mois d'attente, les nuits à ne pas dormir parce qu'un ganglion, une douleur, une sensation étrange rallume les mêmes peurs que six ans plus tôt.

Ces dernières années ont été remplies de beauté et de dureté. J'ai connu des élans de vie puissants, des projets qui sont nés spontanément, une liberté nouvelle, des rires, des voyages, des moments d'une intensité que seule la proximité avec la mort peut créer.

Et j'ai connu des descentes. Des moments où le souffle manquait. Des semaines rythmées par l'attente d'un résultat. Des jours où le mental prenait toute la place. Des douleurs que je ne pouvais plus ignorer.

Le corps n'oublie jamais vraiment.

La tête n'oublie jamais vraiment.

Le cœur n'oublie jamais vraiment.

Et pourtant, malgré tout ça, quelque chose en moi est devenu plus solide.

J'ai appris à lâcher prise sur ce qui n'a pas d'importance.

J'ai appris à simplifier. À vivre plus doucement, mais plus intensément.

J'ai appris à apprécier des choses que je ne voyais même pas avant. Marcher dehors. Sentir le vent sur mon visage.

Vieillir.

J'aime vieillir parce que j'ai cru pendant un moment que je n'en aurais pas la chance.

Chaque année est un privilège.

J'ai vu mes enfants devenir des humains entiers. Ils avaient trois et cinq ans quand le cancer est entré dans notre vie. Aujourd'hui, ils ont neuf et onze ans. Et chaque fois que je les regarde, je pense à la chance que j'ai d'être encore là pour les voir grandir, évoluer, devenir eux-mêmes. C'est une gratitude qui ne me quittera jamais.

Dans ces années lumineuses, il y a aussi eu des deuils.

Des départs soudains.

Des départs annoncés.

Des départs incompréhensibles.

J'ai vu des amies recevoir de mauvaises nouvelles en plein milieu d'une rémission. Une métastase apparue sans prévenir, un résultat inquiétant, un scan qui change tout.

J'ai aussi vu des proches, des gens avec qui je n'avais pas de lien de maladie, s'éteindre pour d'autres causes, parfois tranquilles, parfois brutales.

Et chaque fois, ça venait me rappeler à quel point tout est fragile. À quel point rien n'est garanti. À quel point vieillir est un privilège immense qu'on oublie trop souvent.

Je suivais des parcours dans les groupes, et en parallèle, je recevais des nouvelles sombres qui n'avaient rien à voir avec le cancer, mais qui brisaient tout autant. Un membre de la famille. Un ami. Des réalités qui n'ont rien en commun, mais qui se rencontrent dans la même douleur : celle de perdre quelqu'un qu'on aime.

Ces départs, qu'ils soient liés ou non au cancer, m'ont façonnée autant que la maladie elle-même. Ils m'ont forcée à voir la vie autrement. À mesurer la chance que j'ai d'être encore ici. À comprendre que la mort n'a pas besoin d'un diagnostic pour frapper. Et que c'est précisément pour ça que chaque journée, chaque saison, chaque moment banal ou magique a pris un sens nouveau pour moi.

C'est aussi pour eux que j'écris.

Pour les personnes qui sont encore là.

Pour celles qui se battent.

Pour celles qui reçoivent des nouvelles qu'elles ne méritent pas.

Pour celles que j'ai perdus sur d'autres chemins.

Pour toutes les personnes qui n'ont jamais eu la chance d'écrire leur propre fin.

Et c'est sur ma page Cancer sans censure que j'ai compris quelque chose d'essentiel : les gens ont besoin de vrai.

Chaque fois que j'osais parler sans filtre, avec la vérité aussi laide qu'elle pouvait être, je recevais des messages privés de personnes qui me disaient merci. Des gens qui écrivaient qu'ils pleuraient en silence, qu'ils se sentaient vus, compris, moins seuls. Des gens me disaient : "Enfin quelqu'un qui dit ce que c'est vraiment pour moi."

C'est cette réponse-là qui m'a poussée à sortir ce livre de mon ordinateur. Pas un désir d'être lue, pas un besoin de reconnaissance, mais la conviction que le monde a besoin d'histoires vraies, sans filtre, sans ruban rose.

Pas des témoignages qui maquillent la douleur d'une couche de positivité.

Pas des récits qui enjolivent par peur de déranger.

De la vérité.

Celle qu'on cache souvent par pudeur, par crainte, par honte.

Il n'y a pas de bonne ou de mauvaise manière de vivre un cancer. Il y a seulement des humains qui essaient de survivre comme ils peuvent à un séisme intérieur que personne ne voit vraiment. Et quand on regarde les autres en pensant qu'ils s'en sortent mieux, c'est très souvent une illusion. On est tous de grands comédiens quand la vie l'exige.

Chaque personne qu'on croise dans la rue porte quelque chose en elle. Une peur, un deuil, un traumatisme, une question sans réponse, un regret, une fierté, un espoir. Personne ne traverse la vie indemne.

Alors à celles et ceux qui vivent leur propre tempête, je veux dire ceci : je vous vois, je pense à vous, et je vous honore.

Je vous souhaite de ressentir encore un peu de douceur, de beauté, de bras aimants autour de votre corps fatigué.

Chaque minute vécue pleinement est une victoire.

Personne ne sait ce que la vie lui réserve.

Cancer ou pas, personne n'est éternel, et c'est précisément ce qui rend chaque journée précieuse.

Le cancer n'est pas toute l'histoire.

Il n'a jamais défini qui je suis.

Il n'est qu'un chapitre parmi d'autres.

Tant qu'on respire, on a encore du pouvoir : celui d'aimer, d'apprendre, de créer, de se relever, de savourer ce qui reste.

La fin, personne ne la contrôle.

Mais tout ce qu'il y a entre maintenant et la dernière page... ça, c'est encore à nous.

Et à moi, je me souhaite encore de belles années. Pas parfaites. Mais des années vraies. Des années vivantes.

Je me souhaite de continuer à écrire, à créer, à aimer, à vibrer.

Et je nous souhaite qu'on parle du cancer autrement :

Sans filtre.

Sans tabou.

Sans censure.

*Six ans plus tard, j'écris ces lignes. Et peut-être que c'est ça, au fond, toute la beauté de mon aventure.*

## *À toi, qui viens de tomber dans ce monde que tu n'as jamais choisi...*

Tu as le droit de t'effondrer.

Tu as le droit d'avoir peur.

Tu as le droit de ne pas savoir comment avancer.

Ne te compare pas aux autres.

Ton histoire est unique.

Ose parler.

Ose écrire.

Ose hurler si ton cœur en a besoin.

Et même si aujourd'hui tout semble gris,

Même si l'espoir paraît ridicule ou loin,

Sache ceci...

Il y aura, au milieu du chaos, des instants de lumière.

Des rires inattendus.

Des petites victoires que toi seule sauras reconnaître.

Et un jour,

Sans même savoir comment,

Tu réaliseras que tu avances.

Tu découvriras que même dans la pire tempête,

Il y a en toi quelque chose que rien ne peut éteindre.

# INDEX

# *À propos de l'auteure*

Auteure québécoise et créatrice multidisciplinaire, Sarah Élizabeth Baril écrit des œuvres qui explorent la conscience, la vérité humaine et les expériences qui bouleversent une vie. Son style se distingue par sa sensibilité, sa clarté et son absence de censure, une signature qui imprègne autant son écriture que sa manière d'aborder le réel.

En décembre 2019, Sarah reçoit un diagnostic de cancer du sein triple négatif, accompagné d'une mutation génétique BRCA2. Cette épreuve devient un point de bascule. Tout au long de ses traitements, elle écrit pour comprendre, pour documenter, pour traverser. De ces notes naît Cancer sans censure, un récit profondément humain qui expose sans détour la réalité du cancer, telle qu'elle est réellement vécue.

Aujourd'hui en rémission, Sarah poursuit son parcours d'auteure en développant des projets littéraires ancrés dans l'introspection, la vérité et les réflexions qui façonnent l'expérience humaine. Elle s'intéresse particulièrement aux moments qui transforment, aux questions qui dérangent et à la beauté fragile qui se cache dans les épreuves.

Son objectif : écrire des livres qui ouvrent des perspectives, qui réconfortent, qui éclairent, et qui permettent à chacun de se sentir un peu moins seul dans son propre cheminement.

*À Benoit, Chloé et Charles-Olivier*

*Merci pour l'amour inconditionnel, les câlins, et les petits gestes qui ont tout changé.*

*Ce livre existe parce que vous étiez là pour me donner la force de tenir debout quand je n'en pouvais plus, et parce qu'aujourd'hui encore, votre présence reste ma plus grande source de courage.*

*Mais au-delà de tout...*

*Je veux que vous sachiez que vous êtes l'ancrage le plus précieux de ma vie.*

*Mon vrai pourquoi.*

*Mon souffle, même dans la tempête.*

*Si un jour la vie m'emporte trop tôt, gardez ces mots comme une trace de l'immensité de mon amour pour vous.*

*Rappelez-vous que chaque seconde passée à vos côtés, hier comme aujourd'hui, a été le plus beau cadeau que la vie m'ait offert.*

*Je vous aime au-delà du temps, de l'espace, et même au-delà de l'éternité.*

*Sarah xxx*

*Tu es là, aujourd'hui.*

www.ingramcontent.com/pod-product-compliance
Lightning Source LLC
LaVergne TN
LVHW090412061026
849522LV00002B/306